Dunja Voos
Psychoanalyse tut gut

Therapie & Beratung

Dunja Voos

Psychoanalyse tut gut

Ein Ratgeber für Hilfesuchende

Psychosozial-Verlag

Bibliografische Information der Deutschen Nationalbibliothek
Die Deutsche Nationalbibliothek verzeichnet diese Publikation in der Deutschen Nationalbibliografie; detaillierte bibliografische Daten sind im Internet über http://dnb.d-nb.de abrufbar.

3. Auflage 2014

E-Mail: info@psychosozial-verlag.de
www.psychosozial-verlag.de

Umschlagabbildung: Paul Klee: »Herzdame«, 1922,
Aquarell und Bleistift auf Papier, 29,5 x 16,4 cm
Umschlaggestaltung & Satz: Hanspeter Ludwig, Wetzlar
www.imaginary-art.net
ISBN 978-3-8379-2145-8

Inhalt

Vorwort 7

Teil 1: Die psychoanalytische Therapie

Der Weg zur psychoanalytischen Therapie 13
Psychoanalyse oder Verhaltenstherapie? 13
Tiefenpsychologisch, psychodynamisch, psychoanalytisch – was denn nun? 19
Den passenden Analytiker finden 22

Wie funktioniert eine psychoanalytische Therapie? 25
Die erste Therapiestunde 25
Sie bestimmen Inhalt und Tempo 28
Schuldgefühle überwinden 30
Couch oder nicht Couch? 33
Diagnosen – oft nur Schall und Rauch 35
»Heilmittel Beziehung« 39
Psychoanalyse ist wirksam 44
Die letzte Therapiestunde 46

Ängste rund um die Psychoanalyse 51
Verpasse ich die »richtige Therapie«? 51
Der Therapeut und seine Macken 54
Keine Angst vor dem Unbewussten! 56
Abhängigkeit vom Therapeuten 59

Vorurteile – was ist dran? 65
Psychoanalysen dauern zu lange 65
Psychoanalyse kramt nur in der Vergangenheit 67
Psychoanalyse ist nur etwas für junge Menschen 72
Psychoanalyse ist nicht mehr zeitgemäß 73
Psychoanalyse ist nur etwas für Reiche und Verwöhnte 75
Psychoanalyse ist zu esoterisch 76
Psychoanalyse funktioniert nicht bei Alkoholsucht 78

Probleme rund um die Therapie 81
Beruf und psychische Erkrankung – wie offen sollte man sein? 81
Wenn Sie Zweifel an Ihrem Psychotherapeuten haben 83
Sexueller Missbrauch in der Psychoanalyse 86

Teil 2: Häufige Diagnosen

Die Psyche verstehen 91
Wie viele Äste: Die psychischen Strukturen 91
Der Halt in uns – die Repräsentanzen 98

Neurosen 105
Was sind Neurosen? 105
Depression und Burnout 109
Angststörung 116
Die Angst ums Herz 118
Zwangsstörung 121
Hysterische Neurose 126

Persönlichkeitsstörungen 133
Persönlichkeitsstörung – was ist das? 133
Narzisstische Persönlichkeitsstörung 136
Borderline-Persönlichkeitsstörung (BPS) 141
Abhängige Persönlichkeitsstörung 147

Grenzgebiete der Psychoanalyse 153
Aufmerksamkeitsdefizit-Hyperaktivitäts-Syndrom (ADHS) 153
Psychosomatische Erkrankungen – wie die Psyche den Körper beeinflusst 155
Medikamente 160
Möglichkeiten und Grenzen der Psychoanalyse 162

Anhang

Weiterführende Adressen 167

Studien zur Wirksamkeit psychodynamischer Therapien 169

Literatur 171

Vorwort

Überlegen Sie gerade, ob eine psychoanalytische Therapie das Richtige für Sie wäre? Oder sind Sie vielleicht schon mittendrin? In beiden Fällen werden Sie in diesem Buch Antworten auf viele Fragen finden.

Möglicherweise haben Sie schon lange vor, eine Psychoanalyse zu beginnen, aber Sie zögern noch, weil zu viele Ängste mit im Spiel sind. Da ist zum Beispiel die Angst vor dem großen Unbekannten, dem eigenen Unbewussten. Da ist die Befürchtung, an einen unfähigen Therapeuten zu geraten, oder die Angst davor, alte Wunden aufzureißen – all das hindert Sie daran, das Telefonbuch aufzuschlagen, Ihren Hausarzt zu fragen oder im Internet weiter nach Therapeuten zu suchen.

Das ist allzu verständlich. Wem es gerade schlecht geht, der fürchtet sich davor, dass alles nur noch schlimmer werden könnte. Fühlt man sich seinen eigenen Ängsten, Zwängen oder Depressionen sowieso schon ausgeliefert, so erscheint der Gang zum Psychotherapeuten wie ein riesiges Wagnis. Die Sorge davor, sich von einem Therapeuten abhängig zu machen, der möglicherweise selbst eine »Macke« hat und unmerklich die Lage verschlimmern könnte, ist gerade zu Anfang einer Therapie der Begleiter vieler Patienten. Erst nach einem vorsichtigen Kennenlernen sieht man klarer – entweder fasst man Vertrauen oder beschließt, zu einem anderen Therapeuten zu gehen. Doch der erste Schritt ist und bleibt der schwierigste. Viele Menschen tragen jahrelang ihre Sorgen mit sich herum, bevor sie überhaupt darüber nachdenken, eine Psychotherapie zu machen.

Die meisten Menschen wenden sich mit ihren seelischen Nöten zuerst an ihren Hausarzt, der sie dann häufig an einen Neurologen oder einen Facharzt für Psychiatrie überweist – doch sie sind auf Dauer nicht immer die richtige Adresse. Neurologen kümmern sich um krankhafte Veränderungen der Nerven und des Gehirns. Patienten mit einem Schlaganfall oder mit Multipler Sklerose wären hier eindeutig an der richtigen Stelle. Psychiater kümmern sich zwar um seelisches Leid, doch sehen sie psychische Beschwerden häufig hauptsächlich als Folge von Stoffwechselstörungen des Gehirns an. Daher verordnen sie recht früh Medikamente. Menschen, die an schweren psychischen Störungen wie Verfolgungswahn, Halluzinationen oder schwerer Alkohol- und Drogensucht leiden, finden bei Psychiatern oft die beste Hilfe. Psychiater kennen sich gut mit sozialen Hilfsangeboten und rechtlichen Fragestellungen aus, sodass die Patienten weitreichende Unterstützung von ihnen erwarten können.

Die vollständige Bezeichnung des Psychiaters lautet »Facharzt für Psychiatrie und Psychotherapie«. Also führen auch Psychiater Psychotherapien durch – meistens haben sie sich auf die Verhaltenstherapie spezialisiert. Eine Verhaltenstherapie ist für viele Patienten hilfreich, doch nicht jedem ist damit geholfen. Sind die Probleme tief verwurzelt, ist eine psychoanalytische Therapie oft der geeignetere Weg. Einige Psychiater haben eine Ausbildung zum Psychoanalytiker absolviert – meistens ist das aus dem Praxisschild ersichtlich. Es spricht jedoch auch nichts dagegen, in der Praxis anzurufen und sich nach der Arbeitsweise des Psychiaters zu erkundigen.

Die Informationen über psychoanalytische Therapien sind rar gesät. In den Medien werden psychische Störungen fast immer nur aus Sicht des Hirnstoffwechsels oder der Verhaltenstherapie betrachtet. »Eine Sendung über Depressionen? Interessant! Die schaue ich mir gleich mal an!«, denke ich häufig. Doch schon bald merke ich, dass die Informationen schon wieder recht einseitig sind. Selbst bundesweite Organisationen wie z. B. das »Kompetenznetz Depression« sprechen überwiegend von Stoffwechselstörungen, Verhaltenstherapie und Medikamenten. Vielen Menschen mag mit der Ansicht geholfen sein, dass ihre Beschwerden nichts anderes als Stoffwechselstörungen sind. Häufig wird die Depression sogar von namhaften Ärzten in den Medien mit einem Diabetes (Zuckerkrankheit) verglichen. Die Symptome zu bearbeiten und Medikamente zu nehmen, scheint da die einfachste Lösung zu sein. Doch es gibt viele Betroffene, die sich durch diese Sichtweise im Regen stehengelassen fühlen. Warum ist das so?

Psychische Störungen sind oftmals nichts anderes als ein Stehenbleiben auf einer kindlichen Entwicklungsstufe. Unsere Psyche besteht aus unzähligen Anteilen, wobei einzelne Anteile unterschiedlich weit gereift sein können. Wir können im Beruf vielleicht ohne Mühe eine Rede vor hundert Menschen halten, trauen uns aber nicht, dem Ehepartner zu sagen, was wir wirklich fühlen. Ein anderer kann vielleicht sehr gut seine Wut beherrschen, meidet aber jeden Aufzug, weil er darin Todesangst bekommt. Wer eine psychische Erkrankung hat, der ist auf mancher Ebene Kind geblieben, weil er nie die Chance hatte, in Anwesenheit einer vertrauten Person spezielle psychische Strukturen ausreifen zu lassen. Wenn ein Kind herzzerreißend weint, geht die Mutter normalerweise hin, nimmt es in den Arm und tröstet es so lange, bis es sich beruhigt hat. Wenn das Kind aber in einem Klima aufwächst, in dem es keine Trauer zeigen darf, und wenn es niemanden hat, der es bei Trauer tröstet, dann wird es alles dafür tun, um seine Trauer zu verdrängen. Ist dieser Mensch erwachsen, so kann er möglicherweise auch in traurigen Momenten keine Trauer mehr empfinden, denn das käme dem Verlassenheitsgefühl aus der Kindheit gleich. Stattdessen fühlt er sich dumpf, leer oder abgestorben – dieser Mensch hat schlichtweg eine Depression. Die angemessene Reaktion wäre es – wie bei einem Kind auch –, hinzugehen, zuzuhören, Taschentücher für die Tränen bereitzustellen und zu trösten. Wenn die Tränen denn überhaupt kommen: Viele Depressive leiden darunter, dass die Tränen der Erleichterung ausbleiben.

Das jedenfalls wäre ein Weg, der vielen depressiven Menschen gut tun würde. Ein Weg, der in der Psychoanalyse gegangen werden kann. Stattdessen werden die Menschen mit Medikamenten abgespeist. Aber würden Sie einem weinenden Kind einfach eine Tablette verabreichen?

Dieses Buch soll Ihnen einen Überblick über die Psychoanalyse verschaffen. Im ersten Teil geht es um die psychoanalytische Therapie. Hier erfahren Sie, wie diese Therapie aussieht, was den Patienten (Analysanden) erwartet, welche Chancen diese Therapieform bietet und welche Probleme sie eventuell mit sich bringt. Der zweite Teil beschreibt häufig gestellte Diagnosen aus psychoanalytischer Sicht und kann als kleines Nachschlagewerk dienen.

Teil 1: Die psychoanalytische Therapie

Der Weg zur psychoanalytischen Therapie

Psychoanalyse oder Verhaltenstherapie?

Die Aufzugtür schließt sich, und Tanja erlebt dasselbe wie immer – blitzschnell werden ihre Hände schweißnass. Sie nimmt den Aufzugraum wie eine enge Röhre wahr und bekommt kaum noch Luft. Die Angst, einfach laut loszuschreien, wird schier unerträglich. Als sie gerade denkt, dass sie es nicht mehr aushalten kann, öffnet sich die Aufzugstür. Angekommen. Tanja hat es überlebt. Aber die Qualen will sie so schnell nicht wieder auf sich nehmen. Auf dem Rückweg entschließt sie sich, die 22 Etagen zu Fuß herunterzugehen.

Die Angst vor der Enge (»Klaustrophobie«) ist vielen Menschen bekannt und oft mit weiteren Ängsten verbunden. Ist da zunächst nur die Angst vor dem Fahrstuhl, so kann die Angst im Laufe der Zeit viele Formen annehmen: Angst vor der Fahrt mit der U-Bahn, vor dem Flug mit dem Flugzeug oder vor dem Gang über freie Plätze (»Agoraphobie«) gehören dazu. Die Psyche ist da sehr erfinderisch. Es gibt Angstpatienten, die sich nicht mehr aus dem Haus trauen. Doch was kann man gegen diese Angst tun? Wie ist sie zu verstehen?

Verhaltenstherapeuten gehen unter anderem davon aus, dass die Angst erlernt ist und durch verschiedene Strategien auch wieder »verlernt« werden kann. Ein verhaltenstherapeutischer Weg, um Ängste zu verlieren, ist beispielsweise die »Desensibilisierung«. Ähnlich wie bei einer medizinischen Desensibilisierung bei Allergien, wird der »problematische Stoff« – bzw. hier die problematische Situation – so an den Patienten herangetragen, dass er irgendwann nicht mehr so »krankhaft« darauf reagiert. Der Patient wird also mit der angstauslösenden Situation schrittweise so konfrontiert, dass er irgendwann die Angst davor verliert. Therapeut und Patient fangen dabei kleinschrittig an. Bei einer Spinnenphobie schaut man sich zunächst ein Foto von der Spinne an, dann einen Film. Schließlich sitzt der Patient mit der Spinne in einem Raum. Die Behandlung wird so weit entwickelt, dass der Patient schlussendlich die Spinne sogar anfassen kann, ohne mit Angst zu reagieren.

Der Patient arbeitet mit dem Verhaltenstherapeuten daran, sein Denken über angstauslösende Dinge und Situationen zu verändern. In der Verhaltenstherapie würde der Therapeut beispielsweise fragen: »Was wäre das Schlimmste, was Sie sich in der angstbesetzten Situation vorstellen können?« Bezogen auf die Platzangst im Fahrstuhl würden einige Patienten vielleicht sagen: »Ich befürchte, dass ich losschreien könnte.« Andere würden sagen: »Dass ich sterbe.« Dann überprüfen Therapeut und Patient gemeinsam, wie realistisch es ist, dass die Angst in Erfüllung geht. Dass man vor Angst im Aufzug stirbt, ist sehr unwahrscheinlich. Dass man anfängt, zu schreien, ist ebenfalls nicht zu erwarten – schließlich ist das den meisten Patienten nie wirklich passiert. Und wenn, dann wäre es keine Katastrophe. Wenn man dem Patienten sagt, er könne einfach in seinen Ärmel oder in die vorgehaltene Hand schreien, dann kann das schon eine Entlastung sein. So können viele Patienten ihren Kreis Schritt für Schritt wieder erweitern und sich wieder vor die Haustür wagen. Nachdem sie dann viele Male mit dem Aufzug oder mit der U-Bahn gefahren sind, haben viele ihre Angst überwunden.

Für zahlreiche Patienten sind diese Schritte hilfreich. Insbesondere hilft die Verhaltenstherapie mit Tipps und konkreten Verhaltensanweisungen, kritische Situationen zu überstehen. Verhaltenstherapie ist oft ein guter Weg, um überhaupt erst einmal wieder lebensfähig zu werden. Bei vielen Patienten ist sie auch als alleinige Methode ausreichend. Besonders bekannt für die Verhaltenstherapie bei der Angststörung ist z.B. die Christoph-Dornier-Klinik in Münster (www.c-d-k.de).

Vielen Menschen sind die in der Verhaltenstherapie erlernten Techniken ein wertvoller Halt. Dazu gehören zum Beispiel Atemübungen, Entspannungsübungen, bewusstes Umdenken, Denken an Vorbilder und vieles mehr. Wie einen »Werkzeugkoffer« können sie ihre Techniken überallhin mitnehmen. Häufig ist auch eine Kombination verschiedener Therapierichtungen sinnvoll. Besonders in psychotherapeutischen Kliniken werden zahlreiche Therapiemethoden wie z.B. Tanztherapie, Musiktherapie, Gruppen- und Einzeltherapie kombiniert. Natürlich können auch Patienten, die eine psychoanalytische Therapie machen, von verhaltenstherapeutischen Elementen profitieren.

Eine Verhaltenstherapie ist für diejenigen Menschen ausreichend, die sich Techniken und Strategien wünschen, um ihre Symptome zu bekämpfen. Die psychoanalytische Therapie ist für Menschen gedacht, die nach dem »Warum« fragen und sich selbst genauer kennenlernen wollen. Vielen Patienten reicht eine reine Verhaltenstherapie einfach nicht aus, denn allein durch bewusstes Umdenken verbessern sich die Symptome oft nicht. Außerdem bestehen häufig viele Symptome wie Ängste, Grübeleien, Zwänge, Depressionen oder Unruhe nebeneinander. Zudem sind die inneren Nöte und Ängste eine innere Realität. Die Befürchtungen werden so stark empfunden, als wären sie schon Wirklichkeit. Die Angst hat einen Symbolcharakter. Die Psyche drückt damit aus, dass etwas im Leben nicht stimmt. Sie will damit sagen, dass das aktuelle Leben bedrückt oder dass Situationen aus der Vergangenheit nicht bearbeitet sind, und sie lässt damit keine Ruhe, bis man der Ursache auf den Grund geht. Ist die

Angst vor der Enge mittels Verhaltenstherapie überwunden, so weicht sie vielleicht auf andere Situationen aus. Die Betroffenen empfinden dann Angst in neuen Situationen, die zuvor nicht angstbesetzt waren.

Beispielsweise kann die Angst vor der Enge deshalb entstehen, weil man sich in seinem Leben eingeengt fühlt. Angenommen, unsere Patientin Tanja hätte überstrenge Eltern gehabt. Sie durfte bei ihnen vielleicht nie ihre Gefühle äußern, geschweige denn ihren Ärger zeigen. Sie fährt nun Aufzug mit einem Kollegen, der sie mit seinem unkollegialen Verhalten schon seit Langem verärgert. Doch den Ärger verdrängt sie so weit, dass sie ihn noch nicht einmal richtig spürt. Die Aufzugtür schließt sich. Sobald sie die wenigen Sekunden mit diesem Kollegen auf engem Raum verbringen muss, drohen die ärgerlichen Gefühle nach oben ins Bewusstsein zu steigen. Das macht Tanja solche Angst, dass sie eine Panikattacke erleidet. Die Ursache ist dann aber nur bedingt der enge Raum im Aufzug. Der Aufzug ist ein Symbol dafür, dass es Tanja zu eng in ihrem Leben geworden ist. Zu sehr hat sie sich selbst vergessen, zu sehr ihre eigenen Gefühle übersehen. Diese Gefühle möchten gelebt werden und halten es da unten, im Keller, nicht länger aus.

Wer sich so in seinem Leben eingerichtet hat, der verliert seine Angst nicht so schnell. In mühe- und schmerzvoller Kleinarbeit wird den Patienten in der Therapie bewusst, dass sie bestimmte Gefühle schon jahrelang verdrängt haben, dass sich in ihnen große Wut verbirgt oder dass sie nie gelernt haben, angemessen mit ihrem Ärger umzugehen. Solche Zusammenhänge werden nur langsam klar. Häufig leisten die Patienten erstmals wirksame Trauerarbeit und können, indem sie trauern, Begebenheiten aus der Vergangenheit besser in ihr Leben integrieren. Viele lernen erst in der psychoanalytischen Therapie, ihre Gefühle zu erkennen und sie zu benennen. Diese Patienten meiden vielleicht jahrelang die Fahrt mit dem Aufzug. Doch wenn sie auf ihrem Weg weitergekommen sind, können sie auf einmal in einen Lift steigen, ohne behindernde Angst zu verspüren. Vielleicht ist da noch ein mulmiges Gefühl, doch die Bezeichnung »Angst« wäre übertrieben – und das, obwohl sich diese Patienten mit der Situation kein einziges Mal mehr konfrontiert haben. Sie verstehen sich selbst jetzt so gut, dass die Angst vor der Aufzugfahrt überflüssig geworden ist. Das ist ein befreiendes Gefühl. Dies macht auch deutlich, dass man sich den äußeren Situationen, die so große Angst machen, nicht unbedingt aussetzen muss. Man muss sich nicht in die angstauslösende Situation hineinquälen, um den Umgang mit ihr zu »üben«. Man kann an einer ganz anderen Baustelle arbeiten und merkt, wie die Ängste vor speziellen Situationen ganz von selbst zurückgehen.

Es gibt beispielsweise Stewardessen, die jahrelang in ihrem Beruf arbeiten und täglich fliegen. Von heute auf morgen bekommen sie Flugangst und betreten kein Flugzeug mehr. Auch für viele Geschäftsreisende ist die Flugangst ein massives Problem. Eine einfache Lösung bei Flugangst lautet, einfach kein Flugzeug mehr zu betreten. Man kann auch in einer hohen beruflichen Position dafür kämpfen, nicht mehr überall hinfliegen zu müssen. Für die Umwelt ist es allemal gut. Aber für viele Betroffene ist das keine wirkliche Lösung. Hilfreicher kann es für sie sein, die Angst zu durchleuchten.

Am Beispiel der Flugbegleiterin, die Flugangst bekommt, wird ersichtlich, dass Angst nicht unbedingt durch »Vermeidung« entsteht, sondern von unbewussten Vorgängen getriggert sein kann. Natürlich kann ein bestimmtes Erlebnis die Flugangst auslösen – z.B. ein Unwetter, das zu einem gefährlichen Flug führte. Der Angstauslöser kann aber auch ein unglückliches Verliebtsein in den Flugkapitän sein – eine Situation, die die Flugbegleiterin überfordert. Vielleicht wird durch das unglückliche Verliebtsein ein alter Vater-Tochter-Konflikt wiederbelebt. Möglicherweise war aber auch eine Passagierin an Bord, die in ihrem Aussehen oder Verhalten an die »verhasste Mutter« erinnerte. Solche Situationen können dazu führen, dass eine Flugbegleiterin von jetzt auf gleich an Flugangst leidet – ohne dass sie eine bewusste Idee davon hätte, warum sie sich jetzt so fühlt.

Hinter einer Flugangst können z. B. auch Partnerschaftsprobleme stecken. Bewusst ist dem Betroffenen nur die Flugangst. Unbewusst mag er jedoch denken: »Vielleicht will ich einfach nicht mehr zurückfliegen. Vielleicht möchte ich woanders ein neues Leben beginnen – einen neuen Partner kennenlernen und meinem bisherigen Leben den Rücken kehren.« Doch das wagt der Betroffene noch nicht einmal zu denken. Zu absurd scheint ihm diese Idee, zu wagemutig. Er verdrängt diese Impulse und Gedanken – doch sie kommen als Angst zurück. Das Leben, so wie es der Betroffene jetzt führt, ist ihm einfach zu eng. Und der Einstieg ins Flugzeug bewirkt, dass dieses Engegefühl ganz deutlich wird.

Aber auch das Gefühl des Verlorenseins, der wortwörtlichen »Bodenlosigkeit«, kann angstauslösend sein. Wer sich gerade frisch von seinem Partner getrennt hat, dem ist ein wichtiger Bezug in seinem Leben verloren gegangen. Die Verbindung ist durchtrennt und der Start in die Luft symbolisiert das neue Lebensgefühl – im Positiven wie im Negativen. Menschen, die hoch auf ihre Karriereleiter geklettert sind, haben Angst vor dem Fall und fühlen sich durch die Höhe an die Möglichkeit des Falls erinnert. Auch der Gedanke, dass einem der gewählte Beruf eigentlich überhaupt nicht gefällt, kann die wahre Ursache der Flugangst von Managern, Piloten oder Flugbegleitern sein.

Andere Reisende wiederum fühlen sich nur in einem vollbesetzten Flugzeug unwohl. Sie haben in Wirklichkeit Angst vor den anderen Menschen, vor den unkontrollierbaren Massen. Betrunkene an Bord lösen in ihnen größtes Unbehagen aus. Wäre das Flugzeug halb leer oder würden sie die Mitreisenden vorher näher kennenlernen, verginge ihre Angst. Es ist sogar einigen Menschen mit Flugangst möglich, sich selbst zum Piloten ausbilden zu lassen, denn ihre wahre Angst rührt daher, dass sie niemandem ihr Leben anvertrauen möchten und dass sie nur sich selbst trauen. Die

Ursachen für die Flugangst sind also vielfältig. Das ist auch der Grund dafür, dass die häufig angebotenen Kurse gegen die Flugangst nur bedingt wirksam sind.

Das reine Üben von angstauslösenden Situationen reicht also oft nicht aus und ist zudem nicht immer von Vorteil. Zum einen können dadurch die »wahren Ursachen« einer Phobie oder Angststörung weiterhin verdrängt werden. Zum anderen kann das Gehirn damit auch überfordert sein. Im aufgeregten Zustand ist man kaum zum Nachdenken fähig. Angstpatienten, die täglich mit vielen beängstigenden Situationen konfrontiert werden, haben kaum die Chance, dass ihre Nervenstraßen einmal zur Ruhe kommen. Doch erst, wenn wieder Ruhe eingekehrt ist, wird das Gehirn in der Lage sein, Situationen, Gedanken und Gefühle zu verarbeiten. Erst in Ruhe kann der Patient über sich selbst nachdenken. Daher ist so manchem Angstpatienten besser damit gedient, sich bei einer U-Bahn-Phobie ein Auto zu kaufen, um damit zur psychoanalytischen Therapie zu fahren. Verläuft die Therapie erfolgreich, so kann der Patient das Auto anschließend wieder verkaufen – oder er genießt die Freiheit, nach Belieben mit dem Auto oder mit der U-Bahn zu fahren. Ganz ohne »Üben«.

Tiefenpsychologisch, psychodynamisch, psychoanalytisch – was denn nun?

Wenn Sie im Telefonbuch nach Psychotherapeuten suchen, finden Sie beispielsweise so etwas:

Dr. phil. Gerd Mustermann,
Psychologischer Psychotherapeut (DGPT)

Das bedeutet, dass Sie es mit einem Psychologen zu tun haben, der der *Deutschen Gesellschaft für Psychoanalyse, Psychotherapie, Psychosomatik und Tiefenpsychologie*

(DGPT) angehört, also psychoanalytisch orientierte Psychotherapien durchführt. An anderer Stelle treffen Sie vielleicht auf die Begriffe »psychodynamische« oder »tiefenpsychologisch fundierte Psychotherapie«. Da kann einem schon einmal die Luft ausgehen. Doch die Begriffe »psychodynamisch«, »tiefenpsychologisch« und »psychoanalytisch« bedeuten weitgehend dasselbe: Auf der Suche nach den Ursachen des psychischen Leides nimmt der Therapeut das Unbewusste des Patienten mit in seine Überlegungen auf.

Ursprung dieser Begriffe ist die Psychoanalyse, die die Ursachen für psychisches Leid in unbewussten Gedanken sieht. »Psychodynamisch« bedeutet, dass die Kräfte der Psyche miteinander ringen und dass sich die Psyche immer weiter entwickelt. Beispielsweise führt sich eine erwachsene Frau bewusst vor Augen, dass ihre Angst vor Spinnen unbegründet ist. Unbewusst drängen jedoch immer wieder angstmachende Fantasien »nach oben«. Und so kämpft diese Frau mit sich selbst. Bewusst sagt sie sich, die Angst vor Spinnen sei so überflüssig wie ein Kropf. Unbewusst jedoch verbindet sie mit der Spinne Situationen, die ihr Angst machen. Das Ergebnis dieses inneren Ringens kann sein, dass sie auf die Spinne zugeht, um sie aus dem Haus zu bringen, dann aber doch auf halber Strecke stehen bleibt, weil die Angst zu groß wird. Lieber ruft sie dann nach dem netten Nachbarn, der ihr die Spinne rausträgt.

In einer Psychosomatik-Vorlesung, die ich als Studentin besuchte, sprach der Dozent von einer Patientin, die unter einer starken Mäusephobie litt. Der Dozent betonte, dass die Ursachen einer Mäusephobie vielfältig seien und dass es bei jedem Menschen andere Gründe gäbe. Doch bei dieser Patientin sei das Typische nachweisbar gewesen: Die Mäusephobie war ein Symbol für einen ungelösten Konflikt in ihrem Sexualleben. Nachdem diese Konflikte in Gesprächen Raum bekamen, ging die Mäusephobie zurück.

Mich beeindruckte das. Als ich einer Freundin davon

berichtete, sagte sie aufgebracht, das sei der größte Quatsch, den sie je gehört hätte. Schließlich hätte sie auch eine Mäusephobie, doch sie führte mit ihrem Mann ein sehr glückliches Sexualleben. Ich fragte sie dann, was sie denn mit einer Maus assoziierte. Ihr Gesicht verzog sich und sie sagte: »Dieser eklige, nackte Schwanz!« In dem Moment fingen wir beide an zu lachen. Es ist eben so: Manche Zusammenhänge, die die Psychoanalyse zutage bringt, scheinen lachhaft. Zahlreiche Witze und Sketche machen auf diese Zusammenhänge aufmerksam. Doch wenn man genauer hinsieht, lässt sich oft der Ernst hinter den Witzen erkennen. Meiner Freundin ging es natürlich wirklich gut mit ihrem Mann. Doch es gibt zahlreiche Patienten, denen es in ihrer Partnerschaft eben nicht gut geht und bei denen genau diese unbewussten Zusammenhänge zu ungeheuren Ängsten führen. Es lassen sich keine Pauschalaussagen treffen wie: »Wer eine Schlangenphobie hat, der fürchtet sich in Wirklichkeit vor dem Penis.« Man muss immer den einzelnen Menschen mit seiner Lebensgeschichte betrachten. Vielleicht hat Patient Nummer Eins eine lebensbedrohliche Situation mit einer Schlange auf seiner Wüstenexpedition erlebt. Möglicherweise hat Patient Nummer Zwei jedoch Alpträume von Schlangen, die auf einer erlebten Missbrauchssituation beruhen.

Doch zurück zur Begriffsvielfalt. Eine »psychodynamische Therapie« ist also eine Therapie, die sich mit den unbewussten Seiten eines Problems beschäftigt. Es ist der Oberbegriff für die »tiefenpsychologisch fundierte« und »psychoanalytische« Therapie. Unterschiede bestehen hauptsächlich in der Struktur der Therapie. Bei der tiefenpsychologisch fundierten Psychotherapie beziehen sich Therapeut und Patient auf ein aktuelles Problem. Meistens findet die Therapie einmal pro Woche im Sitzen statt und ist auf 50 bis 80 Stunden begrenzt. Eine Kurzzeittherapie endet nach 25 Stunden. Die Kurzzeittherapie kann jedoch bei Bedarf in eine Langzeittherapie überführt werden.

Eine »psychoanalytische Therapie« ist von vornherein für

einen längeren Zeitraum bestimmt. Die gesetzlichen Krankenkassen übernehmen in der Regel die Kosten für 160 bzw. 240 Stunden – in manchen Fällen auch für bis zu 300 Stunden. Häufig finden die Stunden zweimal pro Woche statt, aber auch drei Stunden pro Woche und mehr sind möglich. Je nach Krankheitsbild, Therapieziel und Wünschen des Patienten werden die Stunden im Sitzen durchgeführt. Liegt der Patient auf der Couch, spricht man von der »klassischen Psychoanalyse«.

Wichtig zu wissen ist also nur, dass bei einer psychodynamischen Therapie das Unbewusste stark berücksichtigt wird. Im Gegensatz dazu spielt das Unbewusste in der Verhaltenstherapie eher eine Nebenrolle.

Den passenden Analytiker finden

»Ich war schon beim Psychiater, aber der hat mir nicht geholfen« – ein Satz, der mir häufig begegnet. Viele Patienten beklagen sich darüber, dass weder der Hausarzt, noch der Psychiater, Neurologe oder Heilpraktiker psychisches Leid lindern konnte. Die Nervosität, die Schlaflosigkeit, die Ängstlichkeit, Infektanfälligkeit oder die ständige Müdigkeit sind geblieben. Auch die Probleme am Arbeitsplatz, in der Schule oder in der Ehe sind unvermindert da, obwohl schon die verschiedensten Anlaufstellen aufgesucht wurden. Oft haben die Betroffenen bereits die Vorstellung, dass sie bei einem gut ausgebildeten Psychotherapeuten die Hilfe bekommen könnten, die sie suchen. Aber sie zögern noch.

Ein Grund des Zögerns mag darin bestehen, dass das Angebot auf dem »Psychomarkt« schier überwältigend ist. Wissenschaftlich anerkannt und von den Krankenkassen gezahlt werden die Verhaltenstherapie und die psychoanalytischen Verfahren. Alle anderen Therapieformen leiten sich mehr oder weniger daraus ab. Wer also ein paar grundlegende Informationen im Gepäck hat, für den gestaltet sich die Suche leichter.

Die Suche nach dem geeigneten Therapeuten auf eigene Faust ist möglich. Sie benötigen heute keine Überweisung Ihres Arztes mehr, um einen Psychotherapeuten zu kontaktieren. Sie können theoretisch einfach das Telefonbuch aufschlagen, einen Termin bei einem Psychotherapeuten machen und sich bei ihm vorstellen. Allerdings ist es wie bei der Suche nach einem guten Arzt: Wer eine Empfehlung hat oder bei der Suche begleitet wird, der findet oft schneller den »richtigen« Therapeuten.

Um einen Psychoanalytiker zu finden, ist es ein guter Weg, sich an ein psychoanalytisches Institut zu wenden. In Deutschland gibt es etwa 50 Institute – Listen von Instituten gibt es beispielsweise auf der Website der *Deutschen Psychoanalytischen Vereinigung* (www.dpv-psa.de/dpv-institute/) oder auf der Website der *Deutschen Gesellschaft für Psychoanalyse, Psychotherapie, Psychosomatik und Tiefenpsychologie* (www.dgpt.de). Hier finden Sie auch Adresslisten von Therapeuten in Ihrer Nähe – allerdings sind hier nur fertig ausgebildete Analytiker aufgelistet, die häufig eine lange Wartezeit haben. Da kann es hilfreich sein, sich an die Beratungsstelle eines Instituts zu wenden. Dort können Sie zum Beispiel auch an einen angehenden Psychoanalytiker (Ausbildungsteilnehmer) vermittelt werden. Sie können recht sicher sein, dass Sie auch bei einem Ausbildungsteilnehmer eine gute Therapie erhalten. Der angehende Analytiker gibt sich in der Regel besondere Mühe, korrekt zu arbeiten (Schmidbauer 1988), und wird von erfahrenen Analytikern begleitet. Eine weitere Möglichkeit ist der Weg über die psychotherapeutische Ambulanz einer Universitätsklinik. Dort kann man den Wunsch äußern, eine psychoanalytische Therapie zu machen, und wird dann in der Regel zu einem der Universität angeschlossenen Therapeuten vermittelt – dies sind dann gelegentlich auch Ausbildungskandidaten eines psychoanalytischen Instituts.

Empfehlungen von Freunden und Bekannten können hilfreich sein, allerdings sollte man bei einer psychoanalytischen Therapie darauf achten, nicht jemanden aufzusuchen, der bereits Psychotherapeut von Freunden, Bekannten oder Verwandten ist; denn darunter leidet entweder die Freundschaft oder die Therapie. In der psychoanalytischen Behandlung wird man über Beziehungen und intime Probleme sprechen, sodass Verbindungen jeder Art sehr hinderlich auf dem Weg sind.

Jeder Arzt und jeder Psychologe, der eine Psychotherapie durchführen darf, hat eine spezielle »Weiterbildung Psychotherapie« absolviert. Seit Inkrafttreten des Psychotherapeutengesetzes im Jahr 1999 dürfen sich nur noch in der Psychotherapie ausgebildete Ärzte und Psychologen als »Psychotherapeut« bezeichnen. Man spricht auch von »ärztlichen« oder »psychologischen« Psychotherapeuten. Zum Kinder- und Jugendlichenpsychotherapeuten können sich allerdings auch Pädagogen ausbilden lassen. Heilpraktiker dürfen sich nach einer speziellen Ausbildung zum »Heilpraktiker für Psychotherapie« ebenfalls als »Psychotherapeut« bezeichnen, müssen aber den Zusatz »nach dem Heilpraktikergesetz (HPG)« führen.

Die Ausbildung zum Psychoanalytiker ist sehr speziell und wird nur an privaten, staatlich anerkannten Instituten durchgeführt. Jeder Psychoanalytiker muss sich einer sogenannten »Lehranalyse« unterziehen, in der er selbst eine Psychoanalyse bei einem Lehranalytiker macht. Voraussetzung für eine Ausbildung zum Psychoanalytiker ist ein abgeschlossenes Studium – vorrangig ein Studium der Medizin oder Psychologie, aber auch Absolventen anderer Studienfächer werden bei Eignung zugelassen.

Wie funktioniert eine psychoanalytische Therapie?

Die erste Therapiestunde

Am ersten Tag, an dem die neue Therapie beginnt, sind Sie sicher voller Hoffnungen und Ängste. »Wie wird der Therapeut sein? Werde ich ihn sympathisch finden? Wird die Sympathie auf Gegenseitigkeit beruhen? Wird er mir endlich helfen können?« All das werden Sie sich wahrscheinlich fragen. Vielleicht sind Sie ja schon »Therapie-erfahren«, haben einiges ausprobiert und wollen nicht mehr allzu viel Hoffnung in die Sache legen. Vielleicht ist es für Sie jedoch auch der erste Versuch, ein völliges Wagnis. Sie wissen überhaupt nicht, was passiert.

In der ersten Stunde bei einem Psychoanalytiker sind Sie vielleicht irritiert. Sie werden nicht mit allzu vielen Fragen begrüßt, der Therapeut ist eher schweigsam und zurückhaltend. Vielleicht erzählen Sie eine ganze Menge und denken am Ende der Stunde: »Also, viel Konkretes habe ich jetzt nicht erfahren. Doch irgendwie vertraue ich dem Therapeuten.« Oder Sie denken: »Das war ja wohl gar nichts. Da gehe ich nie wieder hin.« Egal, wie es war: Schlafen Sie einmal darüber.

Wer in der heutigen Zeit eine psychoanalytische Therapie beginnt, der sieht sich auf einmal in einer neuen Situation:

Da hat jemand Zeit. 50 Minuten dauert eine Sitzung, und in dieser Sitzung ist Platz für alles, was Sie bedrückt. Während Ärzte ihre Patienten im Durchschnitt nach 19 Sekunden unterbrechen (Bär 2009), schweigen Psychoanalytiker aus Sicht der Patienten manchmal zu lange. Doch das Schweigen hat seinen Sinn: Der Therapeut nimmt erst einmal alles auf. Er sammelt und ordnet, was Sie sagen. Sie selbst können Ihre Gedanken ruhig »unsortiert« äußern, denn psychoanalytische Therapien leben von der freien Assoziation. Sie dürfen erzählen, was immer Ihnen in den Sinn kommt. Das kann sehr ungewohnt und manchmal auch beängstigend sein. Wie im Traum kann man von Gedanken zu Gedanken springen und so die Verbindung zwischen einzelnen Aspekten finden, die vorher scheinbar wild voneinander »verrückt« waren. Was Ihnen selbst »unsortiert« erscheint, hängt im Unbewussten, in den Netzwerken des Gehirns, eng zusammen. So lässt sich dann auch irgendwann erklären, warum Sie in den schönsten Momenten Ihres Lebens plötzlich depressiv werden oder warum Sie als gestandener Manager Angst davor haben, eine Brücke zu überqueren.

Struktur bieten der äußere zeitliche Rahmen und der Vertrag, den Sie mit dem Therapeuten mündlich oder schriftlich schließen. Der Termin steht fest und dauert 50 Minuten – keine Minute länger. Es gibt einige wenige Regeln, die Ihnen vielleicht recht streng erscheinen. Wenn Sie zum Beispiel kurzfristig Ihren Termin nicht wahrnehmen können, müssen Sie ein Ausfallhonorar zahlen. Ihre eigenen Urlaubszeiten müssen Sie mit dem Analytiker genau absprechen. Anrufe und E-Mails sind außerhalb der Stunden nicht erwünscht – es sei denn, es geht Ihnen einmal wirklich nicht gut. Diese recht strikten äußeren Grenzen ermöglichen es Ihnen jedoch, dass Sie »Ihre Stunde« frei gestalten können. Sie können relativ sicher sein, dass während »Ihrer Stunde« nicht das Telefon klingelt, und auch, dass kein anderer Patient in dieser Zeit die Praxis Ihres Therapeuten aufsucht. Diese Stunde ist für Sie ganz und gar reserviert.

Die psychoanalytische Therapie unterscheidet sich sehr von anderen Therapieformen, in denen das Stundenkontingent eng begrenzt ist, in denen Hausaufgaben gemacht, Lösungen gesucht und Ziele formuliert werden sollen. Vielleicht formulieren Sie zu Beginn Ihrer analytischen Therapie ein grobes Ziel – Sie sagen, wohin Sie möchten. Vielleicht möchten Sie weniger Angst haben, sich wieder freuen können oder einen Partner finden. Doch konkreter müssen Sie in der Regel nicht werden. In der psychoanalytischen Therapie ist es erlaubt, sich innerhalb eines Rahmens, der Sicherheit bietet, treiben zu lassen und zu spielen. Nur so erfährt man, wie die irrationale Angst vor Straßenbahnfahrten, vor Prüfungen oder vor dem Sprechen in der Öffentlichkeit zustande kommt. Denn durch das Treibenlassen sieht man nicht mehr nur die konkrete, realistische Situation, die mit dem Unwohlsein verbunden ist, sondern man erkennt die vielen Stufen, die zwischen Situation und Reaktion liegen.

Was normalerweise in Millisekunden abläuft (z.B. »Ich steige in den Aufzug und bekomme Angst«), wird durch die Psychoanalyse zeitlich entzerrt. Ähnlich, wie bei einem Sturz viele Gedanken zusammenkommen und die Sekunden des Sturzes wie eine lange Zeit erscheinen, so kann auch in der psychoanalytischen Therapie erforscht werden, welche Gedanken, Ideen und Fantasien letzten Endes zu der altbekannten, aber unerwünschten Emotion bzw. Reaktion führen.

Verhaltenstherapeuten erklären manchmal, dass der Patient eine Situation zunächst bewertet und daraufhin seine Emotion zustande kommt. Doch aus analytischer Sicht spielen Bewertungen dabei eine untergeordnete Rolle. Die Psyche reagiert rasend schnell – zu schnell, als dass sie vorher den Umweg über die bewusste Bewertung geht. Man denkt nicht groß nach und plötzlich ist da die Angst, der Zwang, das Grübeln. Die psychische Reaktion kommt allzu oft wie ein Reflex auf einen Reiz – auf ein gehörtes Wort, auf eine Farbe oder einen Geruch. Es ist, als wenn man über einen Stein stolpert: Die Reaktion läuft direkt über das Rückenmark – das Gehirn muss noch nicht einmal eingeschaltet werden. Ohne zu überlegen, reagiert das Knie mit einer Streckung. Psychisch geschieht etwas Ähnliches, wenn das quälende Symptom auftritt. Die Psychoanalyse bietet genügend Raum, um zu ergründen, wie die Gefühle zustande kommen.

Vielleicht bekommen Sie in der ersten Stunde eine Ahnung davon, wie viel Arbeit möglicherweise vor Ihnen liegt. Die Veränderung der Gefühlswelt ist nichts, was von heute auf morgen geschieht. Verhaltenstherapeuten sagen häufig, dass sich Gefühle verändern, wenn sich die Einstellung zu einer Sache verändert und wenn man eine Situation anders bewertet. Doch diese Erklärung hilft vielen Patienten nicht. Eine Veränderung der Einstellung lässt sich nicht so leicht herbeiführen. Zu einer wirklichen Veränderung gehören tiefgreifende, neue Erfahrungen. Man kann sich nur schwer etwas Negatives oder Positives »einreden«. Wer versucht, durch positives Denken negative Einstellungen zu »übertünchen«, der verdrängt nur wieder sein »wahres« Denken. Irgendwann drängt dann die »echte Einstellung« wieder mit aller Macht an die Oberfläche. Die Hoffnung auf schnelle Strategien können Sie also erst einmal getrost beiseite legen. Was Sie brauchen, ist vor allen Dingen Geduld.

Sie bestimmen Inhalt und Tempo

»Ich hätte viel zu viel Angst, eine Therapie zu beginnen«, sagt Tanja. »Wer weiß, was da alles hochkommt! Ich will mich nicht an all das erinnern, was mir widerfahren ist, und ich will mich auch nicht umkrempeln lassen. Ich habe es bis hierhin geschafft und will mich von nichts und niemandem mehr umhauen lassen.« Wer sich vorstellt, eine Therapie zu beginnen, der hat nicht selten die Sorge davor, überfordert zu sein. Zu tief könnten die Gespräche sein, zu hoch die

Anforderungen der Therapie, zu stark die Wucht der aufkommenden Erinnerungen. Doch in einer Psychoanalyse wird nichts forciert. Sie allein bestimmen Tempo und Inhalt der Therapie. Wenn Sie das Gefühl haben, Sie stocken und es geht Ihnen zu langsam, so sprechen Sie es an. Wenn Sie meinen, durch zu frühe und zu viele Deutungen des Therapeuten überfordert zu sein, dann können Sie auch das ansprechen.

Sie entscheiden, worüber Sie reden und wie viel Sie von sich preisgeben. Sie können jederzeit mit dem Therapeuten darüber sprechen, wie Sie die Therapie empfinden. Sie dürfen ihn jederzeit kritisieren.

Manche Psychoanalytiker sind der Meinung, man solle alles sagen, was einem in den Sinn kommt. Sie machen es zur Regel, dass der Patient alles sagt. Doch mag sich dann der Patient fragen, wie er sich in solch einer Therapie überhaupt abgrenzen kann. Diese Regel kann leicht dazu verführen, sie zu »brechen«. Wenn man dann etwas nicht erzählen möchte, bekommt man allzu leicht Schuldgefühle. Doch Sie können immer sagen, dass Ihnen gerade etwas im Kopf herumgeht, worüber Sie (noch) nicht sprechen möchten.

Andere Therapeuten wiederum betonen, dass Sie als Patient Ihre Themen auswählen können und dass Sie längst nicht alles zu sagen brauchen, was Ihnen in den Sinn kommt. Sie haben die Wahl. Sie können sich aussuchen, was Sie wann sagen.

Wichtig ist es zu wissen, dass »Nebensächliches« manchmal der Schlüssel zu einem Problem sein kann. Wenn Sie erzählen, was Sie gestern erlebt haben, und parallel dazu immer an Eisschokolade denken müssen oder daran, dass die Kugel Eis nun 20 Cent mehr kostet, dann äußern Sie das ruhig – auch, wenn Sie darin wenig Sinn oder Zusammenhang sehen. Diese Dinge können manchmal sehr wichtig werden, eben weil das Gehirn komplizierte Assoziationen aufbaut. Oft führt der Weg von einer über die nächste »Nebensächlichkeit« zum Kern Ihres Problems.

Schuldgefühle überwinden

Valentin hat das Aufmerksamkeitsdefizit-Hyperaktivitätssyndrom (ADHS). Keine Sekunde kann er sich ruhig verhalten. Die Mutter kennt die Symptome nur allzu gut – war sie doch selbst immer die Unruhe in Person. Und auch ihr Großvater wurde von allen nur »der Zappelphilipp« genannt.

Die Zwillinge Mia und Zoe träumen in der Schule. Es ist, als ob sie nichts von dem, was der Lehrer sagt, aufnehmen könnten. Der Kinderarzt diagnostiziert eine Aufmerksamkeitsdefizit-Störung ohne Hyperaktivität (ADS). Die beiden Mädchen »kommen ganz auf den Vater«, der schon immer ein Träumer war und sich bis heute die drei Dinge, die er aus der Stadt mitbringen soll, nicht merken kann.

Was prägt diese Kinder? Was haben sie von ihren Eltern vererbt bekommen und was ist durch Erfahrung gewachsen? Gerade bei ADHS wird die genetische Vererbung von vielen Wissenschaftlern als Ursache der Störung angesehen. Hat der Sohn die gleichen Symptome wie die Mutter oder haben beide Zwillinge die gleichen Symptome, obwohl sie bei verschiedenen Adoptiveltern aufwachsen, so gehen viele Wissenschaftler einfach davon aus, dass eine psychische Störung auf den Genen liegt und schlichtweg vererbt wurde. Somit ist niemand »schuld« an der Beschaffenheit der Kinder. Sie liegt in der Natur der Sache – jedenfalls nach Ansicht der rein biologisch orientierten Wissenschaftler. Andererseits lässt sich sehr gut beobachten, wie die Kinder die Charakterzüge der Eltern regelrecht imitieren. So gibt es Säuglinge von depressiven Müttern, die selbst depressive Züge zeigen, weil sie die Depression der Mutter quasi nachahmen und übernehmen. Doch auch depressive Mütter können hyperaktive Kinder haben, weil die Kinder nur mit übertriebenen Äußerungen die Mutter zu einer Reaktion bewegen können. Die depressive oder hyperaktive Art der Kinder liegt also nicht unbedingt auf den Genen. Die genetische Vererbung kann vorgetäuscht sein.

Das Temperament, der Charakter, mit dem Kinder auf die Welt kommen, ist einerseits eine Frage der Gene, andererseits aber auch die Folge von Erfahrungen, die die Kinder bereits im Mutterleib gemacht haben. Kinder, die im Bauch einer dynamischen, doch häufig gestressten Mutter herangewachsen sind, sind vielleicht von Geburt an selbst wacher, aufmerksamer, aber auch unruhiger. Andere, die im Bauch einer ruhigen Mutter heranreiften, kommen möglicherweise auch »ruhiger« zur Welt. Eine Mutter, die nur auf sich selbst gestellt ist, erlebt ihre Schwangerschaft anders als eine Mutter, die von einem verlässlichen sozialen Netz gehalten wird. Mütter, die selbst mit ihren Sorgen und Nöten von anderen nicht emotional aufgefangen werden, sind möglicherweise unruhig, sowohl in der Schwangerschaft als auch in der Zeit nach der Geburt. Das Kind erlebt diese Unruhe und Anspannung und wächst damit heran.

Die Annahme, dass Umwelteinflüsse und das Verhalten der Eltern auch einen großen Einfluss auf den Charakter des Kindes haben, kann allzu leicht zu Schuldgefühlen führen. Viele Störungen sind die Folge von Einflüssen der Eltern, der Familie und des weiteren Umfeldes. Schuldgefühle kommen bei dieser Sichtweise ganz natürlich auf. Aber: Niemand sucht sich sein Schicksal zu Beginn des Lebens selbst aus. Ein Fisch, der in trübem Wasser zur Welt kommt, hat vielleicht perfekte »genetische« Voraussetzungen für ein gesundes Leben. Doch er wird krank, weil das Wasser trüb ist. Dieser eine Fisch hat keine Schuld daran, dass er in trübem Wasser geboren wurde. Und die Eltern dieses Fisches haben keine Schuld daran, dass sie selbst nur trübes Wasser vorgefunden haben. Erst, wenn von außen jemand kommt und das Becken reinigt, geht es allen Fischen besser.

Eltern können nichts dafür, wenn sie selbst unter ungünstigen Bedingungen aufgewachsen sind. Schuldzuweisungen sind da fehl am Platz. Viel eher benötigen diese Eltern emotionale Unterstützung, Verständnis und Förderung. Einflüsse aus der Kindheit prägen. Waren diese Einflüsse überwiegend negativ, rauben sie dem Betroffenen die Kraft und führen zu psychischen Abwehrvorgängen, die nicht immer gut sind. Gerade den Menschen, denen es am schlechtesten geht, fällt es am schwersten, Hilfe anzunehmen. Die Schmerzen aus der Kindheit werden verdrängt, und als Erwachsener sorgt man dann mit aller Macht dafür, dass diese Schmerzen auch gefälligst da bleiben, wo sie sind – im Unbewussten. So werden die eigenen Kinder verwöhnt, man spielt ihnen eine heile Welt vor, man billigt ihnen keine eigenen Schmerzen zu oder ist blind für ihre Nöte, weil sie zu sehr an die eigenen Nöte erinnern. Es ist so, als würden dem Erwachsenen, der selbst Schmerzliches erleben musste, die Kräfte dort fehlen, wo das eigene Kind sie am nötigsten braucht. »Du musst aber die Verantwortung für dein Kind übernehmen«, bekommen Vater oder Mutter dann manchmal gesagt, oder sie müssen sich anhören, dass sie doch die »Erwachsenen« sind, obwohl sie sich hier und da selbst noch wie ein Kind fühlen. Diese Appelle an die »erwachsene Seite« nutzen oft nichts, wenn die »erwachsenen Eltern« nicht die Chance hatten, ihre eigenen kindlichen Nöte mit anderen Menschen zu besprechen.

Psychische Eigenschaften liegen also nicht einfach nur auf den Genen. Sie sind auch das Ergebnis vieler Einflüsse durch die soziale Umwelt. Die Gene schaffen vielleicht eine Neigung zu der ein oder anderen »Störung«, aber die Einflüsse durch Beziehungsstörungen, Kummer, Stress oder Wohlbefinden dürfen nicht unterschätzt werden. Es ist sogar so, dass die Erfahrungen, die wir machen, Einfluss auf unsere Gene haben. Was die Gene ausdrücken, hängt davon ab, was sie in ihrer Umwelt vorfinden.

Neulich fragte mich eine Mutter: »Meine Freundin hat vier Kinder, aber nur das dritte Kind hat ADHS – was sagst du dazu?« Bereits nach wenigen Fragen wurde klar, dass diese Mutter sich nach der Geburt des zweiten Kindes von ihrem Mann getrennt hatte und bald darauf von ihrem neuen Partner schwanger wurde. Lange quälte sich die Mutter mit

Schuldgefühlen herum. Die Auseinandersetzungen mit dem ehemaligen Partner waren noch so heftig, dass sie sich kaum guten Gewissens ihrem Baby, dem späteren »ADHS-Kind«, zuwenden konnte. Es ist also gut möglich, dass die Ursache der ADHS dieses Kindes in der Trennung der Mutter von dem ehemaligen Vater zu suchen ist. Doch diese Sichtweise empfindet die Mutter oft als problematisch. Schließlich hat sie bereits reichlich mit Zweifeln gekämpft. Sie wünscht sich jemanden, der kommt, um ihr zu sagen, dass sie keine Schuld an dieser Situation hat. Es bedarf eines sehr einfühlsamen Helfers, der die Mutter unterstützt und ihr dabei hilft, ihre Selbstzweifel zu bewältigen.

Es ist oft der leichteste Weg, eine Störung als »genetisch vererbt« zu kategorisieren. Es entlastet betroffene Eltern ungemein, wenn sie hören, dass nicht *sie* »schuld« an der Störung des Kindes sind, sondern die Gene. Doch der Nachteil an diesem Erklärungsmodell ist, dass sich viele Eltern dann ihrem »Schicksal« fügen. Auf die Entlastung, die zuerst gespürt wird, können Resignation oder Hoffnungslosigkeit folgen. Manche Eltern beginnen daraufhin mit ihren Kindern eine Verhaltenstherapie, um die »Symptome in den Griff« zu bekommen. Man könne eben nur lernen, mit den Symptomen zu leben. Echte Heilung gebe es nicht – so heißt es von verhaltenstherapeutischer Seite. Doch aus psychoanalytischer Sicht kann es sehr wohl auch Heilung geben. Viele Patienten lernen in einer Psychoanalyse nicht nur, mit ihren Symptomen umzugehen, sie verlieren ihre Symptome oft ganz. Und wenn sie wieder auftauchen, können sie sie häufig verstehen und auflösen.

Couch oder nicht Couch?

Haben Sie es sich gerade auf Ihrer Couch gemütlich gemacht? Dann liegen Sie bei diesem Kapitel richtig. Wenn der Begriff »Psychoanalyse« fällt, denken wohl die meisten

Menschen dabei an eine Couch. Diese Couch ist behaftet mit vielen Vorurteilen. Nur wirklich Verrückte gehören da drauf, so denkt man. Wer auf der Couch liegt, ist ein hoffnungsloser Fall. Nicht selten hält eben gerade der Gedanke an die Couch die Menschen davon ab, sich an einen Psychoanalytiker zu wenden.

Psychische Störungen führen sehr oft zu Ohnmachtgefühlen. Da ist die Vorstellung, sich bei einem Analytiker auf die Couch zu legen, so abwegig, dass man nicht weiter über eine Psychoanalyse nachdenken möchte. Doch natürlich ist das den Psychoanalytikern klar. Wenn Sie sich vor der Couch fürchten, seien Sie beruhigt: Psychoanalytische Therapien werden auch im Sitzen durchgeführt. Gerade für Patienten, denen es wichtig ist, die Kontrolle zu behalten, ist die Therapie im Sitzen oftmals günstiger. Viele Patienten brauchen den nonverbalen Halt, den sie im Sitzen durch den Therapeuten erfahren. Blickkontakte im Sitzen können Halt geben und zum Fortschritt der Therapie beitragen; manchmal können sie jedoch auch hinderlich sein. Der Analytiker bespricht mit dem Patienten, in welcher Form die Therapie am besten durchgeführt werden sollte. Da Psychoanalytiker meist feinfühlig und sehr gut ausgebildet sind, haben sie normalerweise auch ein gutes Gespür dafür, was sie ihrem Patienten zutrauen können und was nicht.

Manchmal wird eine psychoanalytische Therapie, die im Sitzen beginnt, später auch im Liegen fortgeführt. Meistens tauchen im Liegen noch einmal ganz andere Fantasien auf als im Sitzen. Die Couch ist in der Regel so ausgerichtet, dass der Patient den Analytiker nicht sieht; somit achtet er auch nicht mehr ängstlich auf die Gesten und Blicke des Therapeuten. Sowohl Patient als auch Therapeut können sich unbeobachtet fühlen – jeder darf seine Grimassen schneiden, ohne dass es der andere sieht. Im Liegen ist der Patient mehr sich selbst überlassen. Dadurch entstehen dann teilweise ganz andere Gespräche, als wenn sich Analysand und Therapeut gegenübersitzen.

Psychoanalyse kann also sowohl im Sitzen als auch im Liegen stattfinden. Beides hat seine Vor- und Nachteile. Im Liegen erzählen kontrollierte Menschen oft freier. Andererseits können schwere Traumata manchmal im Liegen auch schwerer zur Sprache kommen, weil die Kontrolle, die man im Sitzen hat, fehlt. Was für welchen Patienten am günstigsten ist, müssen Therapeut und Patient also immer gemeinsam herausfinden.

Diagnosen – oft nur Schall und Rauch

Es ist das eine, an psychischen Symptomen wie Ängsten, Unruhe oder Leeregefühlen zu leiden. Es ist aber etwas ganz anderes, wenn die Störung einen Namen bekommt. Viele Mütter von unruhigen Kindern sind regelrecht erleichtert, wenn »das Kind« endlich einen Namen hat und der Begriff »ADHS« (Aufmerksamkeitsdefizit-Hyperaktivitätsstörung) fällt. Aber auch viele Erwachsene sind erleichtert, wenn sie selbst ihre Diagnose hören: »Panikstörung« oder »Depression« oder »Zwangsstörung«. Nun hat man etwas, das man »anfassen« kann und mit dem sich weiterarbeiten lässt. Die diffusen Symptome werden eingegrenzt auf einen Namen. Nun kann man im Internet nachlesen, was es damit auf sich hat, und ein Sachbuch zur eigenen Diagnose kaufen.

Es gibt jedoch auch Patienten, die wollen ihre Diagnose nicht hören. Für sie bricht eine Welt zusammen, wenn der Name ihrer Krankheit fällt, und das häufig zu Recht – denn viele Diagnosen sind mit einem Stigma behaftet. Davon wird man sich nur schwer wieder befreien können. Daran sind unter anderem die psychiatrisch orientierte Medizin und die Medien schuld, die die Erkrankungen immer wieder in denselben Wortlauten wiederholen, ohne weiter in die Tiefe zu blicken. Aber auch die Fachsprache der Psychologen und Psychiater lässt manchmal nichts Gutes vermuten, wenn sie zum Beispiel sagen, ein Patient habe ein »niedriges Strukturniveau«. Und so kommt es, dass man mit einem Menschen, der an einer »Depression« oder an einer »posttraumatischen Belastungsstörung« leidet, in der Regel Mitleid hat. Wer aber die Diagnose »Borderline-Persönlichkeitsstörung« oder »Alkoholsucht« erhält, der wird eher damit rechnen können, dass die Umwelt abgeschreckt ist. Auch das Bild, das man von sich selbst hat, ändert sich mit der Diagnose und dem Wissen, das man über diese Erkrankung ansammelt.

Gerade die Menschen mit den »problematischen Diagnosen«, z.B. der Diagnose »Persönlichkeitsstörung«, haben oft schwerstes Leid in ihrer frühesten Kindheit erlebt. Gerade ihnen sollte Mitleid zuteil werden, auch wenn das schwer ist, denn leider gehört es häufig zum Krankheitsbild dazu, dass sich die Menschen so verhalten, dass man sie ablehnt. Menschen, die z.B. Gewalt erfahren haben, sind selbst oft gewalttätig oder aggressiv. Nicht nur die Mitmenschen leiden darunter, sondern auch die Betroffenen selbst – denn sie werden durch ihr eigenes Verhalten einsam. Es fehlt ihnen an echter Nähe, und doch können sie ihr Verhalten und ihre Empfindungen nicht aus eigener Kraft ändern. Viele arbeiten sich dann mit viel Ausdauer und Energie schmerzlich durch ihre Therapie – und haben oft eine durchaus gute Prognose. Heilung ist fast nie etwas, das von heute auf morgen geschieht. Heilung ist meistens ein langer Prozess. Häufig sind viele Jahre einer qualitativ hochwertigen Therapie notwendig, bis es den Betroffenen dauerhaft besser geht.

Patienten, die eine psychoanalytische Therapie beginnen, werden jedoch eher selten eine Diagnose zu hören bekommen. Viel zu komplex ist die Psyche, als dass sie sich mit einfachen Bezeichnungen abspeisen ließe. Natürlich müssen auch Psychoanalytiker eine Diagnose für die Krankenkasse formulieren, aber ob ein Patient nun eine posttraumatische Belastungsstörung oder eine Borderline-Persönlichkeitsstörung hat, spielt für die Psychoanalytiker nicht gerade die wichtigste Rolle. »Die eine Diagnose« gibt es sowieso nur höchst selten. Patienten, die zu Hause körperliche und/oder seelische Gewalt erfahren haben, kennen ja oft gleichzeitig auch Vernachlässigung, sexuelle Übergriffe, Alkoholismus, instabile Beziehungen, Launenhaftigkeit usw. Ebenso vielfältig sind die psychischen Leiden, die sich daraus ergeben.

Diagnosen hängen zudem immer auch mit der Ausbildung und Sichtweise des Therapeuten zusammen. Psychiater werden einem bestimmten Patienten häufig eine andere Diagnose geben als Psychoanalytiker. Während Psychiater bei relativ vielen Patienten eine »ADHS« feststellen, benutzen Psychoanalytiker diese Diagnose eher selten.

So ist es auch mit vielen anderen Diagnosen. Sie beschreiben wie ein Etikett auf einer Dose, um welche Dose es sich handelt. Was dann in der Dose enthalten ist, steht noch einmal auf einem ganz anderen Blatt. Psychoanalytiker berücksichtigen bei der Diagnosestellung eher die Entwicklungsgeschichte und die Konflikte des Patienten als seine Symptome und geben der Störung häufig auch einen anderen Namen, als der Psychiater es tun würde. So könnte zum Beispiel ein Patient, der bei einem Psychiater die Diagnose »ADHS« erhalten hat, bei einem Analytiker die Diagnose »narzisstische Persönlichkeitsstörung« erhalten.

Viele Patienten machen die Erfahrung, dass sie in verschiedenen Kliniken oder bei verschiedenen Ärzten und Therapeuten auch verschieden diagnostiziert werden. Am Ende sind sie verwirrt. Sie lesen sich dann selbst durch die Materie und stellen fest, dass alles »irgendwie« passt. Häufig behelfen sich Psychiater mit dem Begriff »Komorbidität« – das bedeutet, dass sie eine Haupterkrankung diagnostizieren und die Nebenerkrankungen als »Komorbiditäten« bezeichnen (»Ko« = lateinisch: mit, zusammen; »Morbus« = lateinisch: Krankheit). Beispielsweise sagt man, dass eine ADHS oft von einer Angststörung »begleitet« wird. Tatsächlich aber lässt sich das nicht immer so leicht aufdröseln. Viele Patienten sind auch aufgrund ihrer Ängste unruhig und unkonzentriert. Psychische Störungen verlaufen zudem in Phasen. Manchmal steht das eine Symptom im Vordergrund, manchmal das andere. Jede Diagnose ist also auch immer etwas »Künstliches«.

Diagnosen sind nicht zuletzt eine Frage der Region und der Kultur. Sie kennen das Bild aus südlichen Ländern: Im Straßenverkehr gelten nur hausgemachte Regeln. Die Menschen dort mit ihrem Temperament haben kaum etwas mit dem »zwanghaften Deutschen« gemein. In südlichen Ländern gibt es mehr »hysterische Frauen« als hierzulande. Macht man sich auf die Reise in den Norden, so wird man feststellen, dass Jubel, Empörung oder Aufregung nicht gerade zu den typischen Merkmalen der nordischen Menschen gehört. Hier geht es ein bisschen ruhiger und nachdenklicher zu. Die langen Winterabende eignen sich dazu, die Schneeflocken, die vor dem Fenster niedergehen, einzeln zu zählen. Da kann man schon mal zwanghaft werden.

Aber nicht nur die Region bestimmt die Diagnose mit – auch die Mode beteiligt sich. Als ich im Jahr 2000 als Ärztin noch an der Uni arbeitete, kam eine Kollegin auf mich zu und fragte, ob ich wüsste, was »ADS« bedeutet. Nein – das hatte ich noch nie gehört. Ähnlich, wie ein »HWI« für »Hinterwandinfarkt« oder »Harnwegsinfekt« stehen kann, bemühte ich zunächst meine Fantasie. »ADS« war der Vermerk auf der Patientenakte eines kleinen Jungen. Das half nicht weiter. In meinem Lexikon medizinischer Fachbegriffe, dem »Pschyrembel«, 258. Auflage von 1998, gab es keinen Eintrag. Die Kollegin fand dann heraus, dass es wohl irgendetwas mit Unaufmerksamkeit und Unruhe zu tun haben müsste. Wir sollten einmal unter »ADHS« nachsehen. Aber auch hier fand sich höchstens die Abkürzung »ADH« für »Alkoholdehydrogenase«. Wir waren ziemlich ratlos.

Im Jahr 2001 wurde die ADHS erstmals im Deutschen Ärzteblatt erwähnt. Es war die neue Diagnose, die fortan die Diagnose »minimale zerebrale Dysfunktion« (MCD) ersetzte. Denn die Diagnose »MCD« brachte die Kinderärzte nicht wirklich weiter. Sie galt als »geringfügige Funktionsschwäche des Gehirns«, die alles und nichts bedeuten konnte. Je häufiger die Diagnose »ADHS« auftauchte, desto seltener fand sich die Diagnose »MCD«. Nun gab es in Deutschland einen regelrechten »ADHS-Boom«, der vielleicht gerade seine Spitze erreicht hat und möglicherweise bald wieder abflaut.

Nicht selten wird die ADHS auch schon wieder durch andere Diagnosen ersetzt – beispielsweise durch die Diagnosen »Asperger-Syndrom« oder »bipolare affektive Störung« (= Wechsel zwischen Depression und Hochstimmung). Auch fragen sich viele erwachsene ADHSler, ob sie nicht z.B. an einer Borderline-Störung oder einer posttraumatischen Belastungsstörung leiden. Man sieht: Wenn man sich an den Diagnosenamen festhält, kommt man auf ein Karussell, das schwindelerregend ist. Experten streiten sich untereinander wie die Kesselflicker um den richtigen Namen und sehen nicht, dass da ein Mensch sitzt, der nur eines möchte: dass ihm endlich geholfen wird. Viele Diagnosen sind ohne Frage Modeerscheinungen. Von außen betrachtet, lässt sich die häufige Diagnose »ADHS« auch als ein Aufruf verstehen, der da heißt: »Fangen wir an, uns um die seelischen Belange der Menschen zu kümmern.«

»Heilmittel Beziehung«

Verheiratete haben eine höhere Lebenserwartung als Unverheiratete, heißt es in einer Studie der Soziologin Gabriele Doblhammer, Uni Rostock (Doblhammer et al. 2009). Doch bedeutet das nun, dass das Verheiratetsein selbst ein Garant für ein langes Leben ist? Sicher nicht. Zwar ist fast niemand gerne allein. Die meisten Menschen sind nicht für das Alleinsein geschaffen, sondern für das Leben in Beziehungen – doch wer eine schwere Kindheit hatte, aus der sich psychische Probleme und Beziehungsschwierigkeiten ergeben haben, hat es im Erwachsenenalter nicht leicht, eine tragfähige Beziehung aufzubauen. Einen Partner zu finden, ihn zu heiraten und mit ihm glücklich zu werden, ist häufig ein Zeichen psychischer Gesundheit. Menschen, die psychisch gesund sind, können sich in einer Beziehung gleichzeitig frei und dennoch verbunden fühlen. Sie haben in ihrer Kindheit und Jugend nur die Probleme aufgeladen bekommen, mit denen sie auch umgehen konnten. Wer jedoch eine unsichere Bindung zu seinen Eltern hatte, wer sich zu Hause mit seinen Gefühlen nicht aufgehoben fühlte und sich aufgrund vieler Probleme nicht frei entwickeln konnte, der hat später oft auch Angst vor Beziehungen.

So kann man also nicht einfach sagen, dass das Verheiratetsein an sich als Schutz vor einem frühen Tod wirkt. Eher lässt sich sagen, dass Menschen, die nicht in einer Partnerschaft leben, möglicherweise mehr Schwierigkeiten im Leben erfahren haben und vielleicht psychisch weniger gesund sind als Menschen in Partnerschaften. Das lässt sich natürlich nicht pauschalisieren. Es gibt viele, sehr »krankhafte« Partnerschaften und ungute Abhängigkeiten in Partnerschaften. So mancher Mensch geht eine Partnerschaft ein, weil ihm die Vorstellung, alleine zu leben, zu große Angst bereitet. Andererseits leben psychisch Gesunde zuweilen sehr gerne alleine oder entscheiden sich aus vielen Gründen bewusst gegen eine Partnerschaft.

Viele Menschen mit psychischen Störungen leiden darunter, nicht so recht beziehungsfähig zu sein. Wer an Depressionen und Ängsten leidet, dem fällt es schwer, Kraft für eine Partnerschaft aufzubringen. Einige Menschen mit einer psychischen Störung haben aufgrund ihrer Schwierigkeiten im Leben eine verkürzte Lebenserwartung. So haben Studien herausgefunden, dass Menschen mit Panikattacken eher zu Herzinfarkten neigen als andere (Walters et al. 2008; Smoller et al. 2007). Die psychische Störung kann also gleichzeitig Grund für eine verkürzte Lebenserwartung und Grund für das Unverheiratetsein sein.

Doch keine Panik! Wenn Sie selbst dieses Buch lesen, weil Sie an Beziehungslosigkeit leiden, an Einsamkeit, an einer Panikstörung oder einer Depression, müssen Sie an dieser Stelle nicht das Handtuch werfen. Was wissenschaftliche Studien herausfinden, ist keineswegs immer so einfach für jeden wahr. Das Leben eines jeden Einzelnen ist so facettenreich, dass sich nur schwer pauschale Aussagen über die Lebenserwartung machen lassen, selbst wenn jemand schädigenden Einflüssen ausgesetzt ist. Denken wir an Altkanzler Helmut Schmidt – bei ihm könnte man fast meinen, die zahllosen Zigaretten hätten zu seiner Gesundheit beigetragen, anstatt ihr zu schaden. Bei vielen psychischen Störungen besteht zudem häufig die Möglichkeit, dass sie schrittchenweise ausheilen. Viele Menschen beziehen aus psychischem Leid in der Jugend im Alter Kraft. Aus persönlichen Schwierigkeiten im Leben kann Weisheit und Gelassenheit entstehen – auch, wenn man ohne Frage Federn lassen musste.

Immer im Leben haben wir die Chance, auf heilsame Beziehungsangebote zu treffen. Eine psychoanalytische Therapie kann so eine Chance sein. Der Patient geht mit dem Analytiker eine Beziehung ein, in der er nachreifen kann. Hatte der Patient Eltern, von denen er nur Häme erfuhr und bei denen seine kindlichen Gefühle nicht gut aufgehoben waren, so kann er die Erfahrung machen, wie es ist, angenommen zu werden. Durch die Beziehung zum Therapeuten machen viele Patienten das erste Mal in ihrem Leben die Erfahrung, ernst genommen und gewürdigt zu werden. Das ist für viele so ungewohnt, dass sie sich anfangs sogar dagegen wehren. Denn was wir zu Hause bei den Eltern erlebt haben, ist mit einem Gefühl des Vertrautseins verbunden. Auch, wer zu Hause geschlagen und angeschrien wurde, sucht später immer wieder solche Situationen auf, weil sie eben an zu Hause erinnern. Das frühe Leben zu Hause ist etwas Vertrautes und Gewohntes. In dieser Kampfarena fühlt man sich sicher. Hier hat man gelernt, mit den Gegebenheiten zu leben. Und das Vertraute und Gewohnte, das Gefühl von Daheimsein, gibt man nur ungern her. Wer immer nur mit Missbilligung lebte, der glaubt, ein Mensch zu sein, der nicht geachtet werden muss. Wenn nun ein Therapeut daherkommt und diesen Menschen achtet, dann ist das für ebendiesen oft zunächst ein Grund für Misstrauen. »Kann der Therapeut es ernst mit mir meinen? Sieht er nicht, was ich für ein schlechter Mensch bin? Erkennt er nicht, dass ich es nicht wert bin, dass mir Achtung entgegengebracht wird?« Solche oder ähnliche Gedanken können in den Therapiestunden entstehen. Für den Patienten ist es oft eine ungewohnte Situation, ernst genommen zu werden. Es birgt die »Gefahr«, dass man sich selbst auch endlich ernst nimmt. Das kann bedeuten, dass man unangenehme Gefühle und Gedanken, die man immer mit einem Witz beiseite geschoben hat, nun ernsthafter anschaut und erkennt, wie traurig man wirklich ist. Ernst genommen zu werden, kann also nur allzu leicht verunsichern – es kann die bisherige Identität infrage stellen oder auch Schuldgefühle hervorrufen, weil der Betroffene glaubt, er sei es nicht wert, ernst genommen zu werden.

Außerdem passiert noch etwas: Wenn man ein Leben lang »geschlagen« wurde und umsonst nach Liebe und Anerkennung gesucht hat, dann bewirkt die Erfahrung, plötzlich angenommen zu werden, unter Umständen einen großen Schmerz. Es ist quasi der »Schmerz des Unterschieds«. In der ernsthaften Beziehung zum Therapeuten wird vielen Patienten bewusst, was sie »verpasst« haben, was sie eigentlich an Zuwendung »verdient« hätten und wie wenig sie tatsächlich bekommen haben. Das ist für manche so schwer auszuhalten, dass sie froh sind, wenn die Praxis in den Ferien geschlossen ist und sie ein wenig Pause haben. Es kann auch passieren, dass die Betroffenen auf einmal »bissig« in der Therapie werden und den Therapeuten streitsüchtig angreifen, damit die schwer erträgliche Harmonie endlich verschwindet. Das ist oft als Abwehr des eigenen Schmerzes zu verstehen.

Wenn man sich Alltagssituationen anschaut, lassen sich solche Kreisläufe sehr oft beobachten: Da ist der Schüler, der genau den Lehrer anspuckt, der sich am meisten um ihn bemüht. Da ist das Mädchen aus der gewaltsamen Alkoholikerfamilie, das endlich in einer »guten Familie« untergekommen ist und dann ausbricht, um nach Hause zu laufen. Die gewaltsame Situation ist »ihr Zuhause«. Da fühlen sie sich »wohl« – auf eine gewisse Art jedenfalls. Wir fassen es nicht, wenn wir sehen, dass manche Menschen scheinbar freiwillig immer wieder ähnliches Unglück aufsuchen. Es ist für diese Menschen sehr schwer, sich von dem Gewohnten zu trennen und Neues, Besseres zur Gewohnheit werden zu lassen. Sie fühlen sich schuldig, wenn sie Besseres erfahren, und müssen erst langsam lernen, dass sie es tatsächlich wert sind, besser als bisher behandelt zu werden.

Natürlich lassen sich nur schwer die Worte für solche Zusammenhänge finden. Vielen Patienten ist es nicht bewusst, dass sie nun einen Schmerz empfinden, weil sie plötzlich die »Liebe« erhalten, die sie immer gesucht, aber nicht gefunden haben. Vielmehr entstehen während der Therapie manchmal lange Phasen des Kampfes. Der Patient reizt, ärgert und manipuliert den Therapeuten – manchmal so lange, bis dieser ärgerlich reagiert. So hat der Patient dann unbewusst genau die Situation hergestellt, die ihm von zu Hause vertraut ist. Manche Patienten sind regelrecht darauf angewiesen, dass sie ein anderer schlecht behandelt, ansonsten ist ihr psychisches Gleichgewicht gefährdet. Sie können ihre eigenen »bösen Seiten« kaum ertragen und bringen sie beim anderen unter. Plötzlich scheint der andere, also der Therapeut, der »Böse« zu sein. Doch ein guter Therapeut weiß um diese inneren Nöte und Kämpfe. Er wird darüber nachdenken, warum er angegriffen wird, und wird mit dem Patienten diese Situationen bearbeiten können. Langsam – oft sehr langsam – wird der Patient Worte dafür finden können, wie es ihm geht und was in ihm vorgeht. Mit der Zeit kann er dann immer weiter darauf verzichten, in der Beziehung zum Therapeuten das »nachzuspielen«, was er zu Hause erlebt hat. Mehr und mehr wird der Patient Worte für das Erlebte finden und irgendwann auch sagen können: »Zu Hause war es anders als hier. Hier, in der Beziehung zu Ihnen, geht es friedlich und liebevoll zu. Das macht mir einmal mehr deutlich, was ich verpasst habe. Und das schmerzt.« Wenn solch ein Punkt erreicht ist, gelingt es dem Patienten häufig, zu trauern, weiter Abschied von dem Vergangenen zu nehmen und eine Vorstellung davon zu gewinnen, wie eine gute Beziehung aussehen kann.

Psychoanalytiker sagen auch, dass der Patient in der Therapie eine neue Erfahrung mit einer »besseren Mutter« machen kann. Der Psychoanalytiker als »bessere Mutter« kann auf Situationen, die dem Patienten altbekannt sind, korrigierend einwirken und ihm eine ganz neue Erfahrung vermitteln. Der Patient lernt in der Beziehung zum Analytiker, wie sich eine »gute Mutter« anfühlt, wie es ist, sich aufgehoben zu fühlen und ernst genommen zu werden. Wird diese neue Erfahrung gefestigt, übernimmt der Patient sie in sein Inneres und kann endlich auch sich selbst achten. Diese Wendung macht es oft erst möglich, dass der Patient dann Ausschau nach einem Partner hält, der ihn ebenfalls achtet. So wird vielleicht das erste Mal im Leben dieses Patienten die Basis für eine gesunde Partnerschaft geschaffen.

Psychoanalyse ist wirksam

»Psychoanalyse macht man doch heute gar nicht mehr, oder?«, höre ich von einer Bekannten. Sie wurde in ihrer Kindheit missbraucht, steht heute vor vielen ungelösten Problemen und kennt sich eigentlich mit Psychotherapie gut aus. Sie denkt des Öfteren über eine weitere Psychotherapie nach und glaubt, dass Psychoanalyse heute nicht mehr angewendet wird. Woher kommt dieser Gedanke?

Die gesetzliche Krankenkasse übernimmt nur die Kosten für jene Therapieformen, die wissenschaftlich als wirksam erwiesen sind. Dazu gehören die Verhaltenstherapie, die Psychoanalyse und die tiefenpsychologisch fundierte Psychotherapie. Doch da haben wir ein Problem: Was heißt »wissenschaftlich erwiesen« überhaupt?

In der modernen Medizin gibt es verschiedene Methoden, um die Wirksamkeit einer Therapie nachzuweisen. In der Psychoanalyse beispielsweise wird der Therapieverlauf schriftlich genau festgehalten. So lässt sich am Ende einer Therapie sagen, was sich im Vergleich zum Anfang verändert hat. Diese Dokumentationen sind sehr aufwendig, wenn man bedenkt, dass eine psychoanalytische Therapie mindestens zweimal pro Woche stattfindet und sich teilweise über Jahre erstreckt. Es fehlt somit die Möglichkeit, die Patienten einer Psychoanalyse mit denjenigen zu vergleichen, die ähnliche Beschwerden haben, aber keine Psychoanalyse machen. Es ist ethisch nicht vertretbar, einen Menschen, der an psychischen Problemen leidet, nicht zu behandeln, nur um seinen Verlauf mit dem Patienten zu vergleichen, der eine Psychoanalyse macht.

Bei der Verhaltenstherapie ist das anders. Sie ist oft nur von kurzer Dauer. Manchmal entspricht die Dauer der Verhaltenstherapie eines Patienten in etwa der Wartezeit eines anderen Patienten, der für eine Psychotherapie vorgemerkt ist. Und so kann man die Patienten, die eine Verhaltenstherapie machen, direkt mit dem Befinden derjenigen vergleichen, die noch auf einer Warteliste stehen. Die Patienten, die momentan keine Therapie erhalten, obwohl sie dieselben Probleme haben wie diejenigen, die schon einen Therapieplatz haben, nennen Wissenschaftler eine »Kontrollgruppe«. Hat man eine »Kontrollgruppe«, so kann man den Effekt einer Therapie besonders gut messen. Man kann so den Anfangs- und den Endzustand des Patienten erfassen und gleichzeitig auch seinen Zustand mit demjenigen eines passenden Patienten aus der Kontrollgruppe vergleichen. Diese Studien bezeichnet man als »kontrollierte klinische Studien«. In der Medizin gibt es nun ein Bewertungssystem, das besagt: »Kontrollierte Studien sind mehr wert als nicht-kontrollierte Studien.« So kommt es, dass Studien zur Verhaltenstherapie oft als qualitativ besser bewertet werden als Studien zur Psychoanalyse. Man sagt, die Verhaltenstherapie hätte einen höheren »Evidenzgrad«, also die Wirkung sei besser belegt. Doch dieser höhere Evidenzgrad kommt nur dadurch zustande, weil man festgelegt hat, dass kontrollierte Studien mehr wert sind als Studien ohne Kontrollgruppe.

Die Wissenschaftler streiten heftig darum, wie viel Sinn diese Einteilung macht. Während die Verhaltenswissenschaftler recht fleißig kontrollierte Studien durchführen, sind solche Studien bei der Psychoanalyse – unter anderem aufgrund der langen Dauer – nur schwer möglich. Hier muss man sich weiterhin eher allein auf den Vorher- und Nachherzustand des Patienten verlassen. So ist über die Jahre jedoch der Eindruck entstanden, Verhaltenstherapien hätten einen höheren Wirkungsgrad als psychoanalytische Therapien, obwohl dieser Rückschluss so eigentlich nicht zulässig ist.

Allerdings sind in letzter Zeit auch die Psychoanalytiker in dieser Hinsicht »forschungstüchtiger« geworden. Es werden beispielsweise zunehmend Verhaltenstherapien mit psychoanalytischen Therapien verglichen. Insbesondere das Sigmund-Freud-Institut in Frankfurt führt zahlreiche Forschungsprojekte durch – beispielsweise zu Depressionen oder zur Wirkung der psychoanalytischen Therapie bei ADHS. Das Forschungsprogramm finden Sie auf der Website des Sigmund-Freud-Instituts Frankfurt (www.sfi-frankfurt.de/forschung.html).

Die letzte Therapiestunde

Auch, wenn Psychoanalysen scheinbar ewig dauern – sie haben ein Ende. So, wie zu Beginn der Therapie der Therapeut immer wichtiger wurde und ein Urlaub des Therapeuten eine halbe Katastrophe war, so entwickelt sich jetzt das Gefühl in umgekehrter Richtung: Anderes wird auf einmal wieder wichtiger. Man möchte nicht mehr den beruflichen Termin verpassen, um stattdessen die Therapiestunde wahrzunehmen. Der Partner, die Kinder, die besten Freunde bekommen wieder mehr Gewicht. Manchmal passiert es, dass man um ein Haar vergisst, dass ja heute Therapietag ist. Und wenn die Praxis wegen Urlaubs geschlossen ist, findet man das gar nicht mehr so schlimm. Kurzum: Man bemerkt, dass die Zeit der psychoanalytischen Therapie zu Ende geht. Anderes wird wichtiger. Immer besser kann man sich vorstellen, ganz alleine zurechtzukommen. Die psychischen Spannungen von damals haben weitgehend nachgelassen und ein breiteres Wohlbefinden hat sich eingestellt. Man hat Lust bekommen, selbst zu entscheiden, und möchte nun wissen, wie es »alleine« weitergeht. Die Stunden werden immer lästiger und man möchte endlich »frei« sein. Zusammen mit dem Therapeuten sucht sich der Patient seine »letzte Stunde« aus. Dabei kann die Gestaltung ganz unterschiedlich sein: Manche Patienten möchten weiterhin den Rhythmus von zwei oder drei Terminen pro Woche beibehalten und dann die Therapie in einer bestimmten Woche beenden. Andere reduzieren ihre Stundenzahl, kommen nur noch »tröpfchenweise«, um sich dann in einer letzten Stunde zu verabschieden.

Die letzte Therapiestunde ist für die meisten Patienten sicher nicht leicht. Viele Gefühle kommen hoch. Da sind die Erinnerungen an den Anfang – wie fühlte man sich damals, zu Beginn der Therapie? Man blickt mit vielen Fragen zurück: »Habe ich mein großes Ziel erreicht? Was konnte ich durch die Therapie gewinnen? Was war schmerzlich oder erfreulich?« Nicht selten haben die Patienten erst in einer Psychoanalyse gelernt, Trauer zuzulassen und die Endlichkeit zu begreifen. Die Trauer am Ende einer Psychoanalyse ist Gewinn und Schmerz zugleich. Die Trauer steht nun an der Stelle, an der früher Depressionen, Ängste oder Zwänge standen. Manchmal gesellen sich jedoch auch wieder längst vergessene Symptome hinzu: Der bevorstehende Abschied bewirkt, dass sich alte Ängste wieder verstärken und dass man scheinbar Rückschritte macht. Den Therapeuten nicht mehr wiederzusehen, ihn auch nicht als »Freund« anrufen oder treffen zu können, ist mit großer Trauer verbunden. Zu dem Gefühl der Dankbarkeit über das Erreichte gesellt sich die Enttäuschung darüber, was man nicht erreichen konnte – warten viele Patienten doch auf den »Super-Gau« oder auf »die Super-Deutung«, die das Leben auf Dauer erhellt. Solche Sternstunden kamen in der Zeit der Psychoanalyse zwar immer mal wieder vor – aber im Grunde ist man trotz vieler Veränderungen doch der- oder dieselbe geblieben.

Der Anspruch an die letzte Stunde ist oft sehr hoch – der Abschied soll möglichst ideal sein. Die »letzte Stunde« ist von großer Bedeutung. Daher schieben sie viele Patienten auch recht weit hinaus. Wer es sich nicht leisten kann, als Selbstzahler den Zeitpunkt der letzten Stunde selbst zu bestimmen, der steht auch manchmal vor einem erzwungenen Ende, wenn die Krankenkasse nicht mehr zahlt. Wollte dieser Patient die Therapie fortsetzen, müsste er nun zwei Jahre warten, bis ein neuer Antrag gestellt werden kann und die gesetzliche Krankenkasse erneut Stunden zahlt.

So oder so – irgendwann ist sie da, die letzte Therapiestunde. Was wird nun passieren? Wird man sich umarmen? Oder wird auch der Therapeut weinen? Eine nette Vorstellung. Doch häufig sieht die letzte Therapiestunde zwar herzlich, aber dennoch nüchtern aus. Die Verabschiedung ist wie immer – keine Umarmung und kein Überschwang. Das kann schon enttäuschend sein. Wenn man dann aber draußen auf der Straße steht, und sich bewusst wird, dass dies nun die letzte Stunde war, ist man vielleicht froh über die undramatische Verabschiedung. Man weiß nie, was das Leben bringt. Und wenn man sich doch noch einmal an den Therapeuten wenden möchte, ist man wahrscheinlich froh, dass die letzte Stunde so undramatisch verlief – denn dann lässt sich bei neuen Beschwerden auch leichter wieder anknüpfen.

Ob ein Patient »fertig« ist und nie wieder eine Therapie benötigt oder ob er irgendwann wieder an die Therapie anknüpfen möchte, lässt sich nur schwer sagen. Jeder Mensch ist da anders. Auf jeden Fall ist es kein Makel, wenn man bemerkt, dass man doch noch irgendwann wieder einmal ein paar Stunden nehmen möchte oder noch ein weiteres

Problem bearbeiten will. Viele Patienten beenden auch eine Therapie, lassen sie nachwirken und sammeln dann Kraft, um vielleicht ein Trauma zu bearbeiten, das sie bisher außen vor gelassen haben.

Meistens denken die Patienten nach der Therapie noch sehr häufig an ihren Therapeuten. Die Beziehung zu ihm geht innerlich weiter. Mit mehr Abstand kann man manches kritisch sehen, was man zuvor idealisierte, und umgekehrt. Vieles war doch gut, obwohl man zunächst dachte, es täte nicht gut. Was gut ist und was schlecht, zeigt eben erst die Zeit. Die meisten Patienten entwickeln sich auch lange nach der Therapie noch weiter. Sie bauen sozusagen den Therapeuten oder das Erfahrene weiterhin mehr und mehr in sich ein. Mit zunehmender Entwicklung werden sie schließlich immer weniger an den Therapeuten denken. Es ist wieder wie mit dem Autofahren: Zunächst muss man sich noch um jede Bewegung Gedanken machen, bis man irgendwann fast »gedankenlos« Auto fahren kann.

An den Gabelungen des Lebensweges denkt man vielleicht wieder intensiver an den Therapeuten. Man schickt ihm von einer Reise eine Karte oder schreibt ihm einen Brief, wenn man ein Kind bekommt, heiratet oder krank wird. Der Therapeut wird immer eine wichtige Person im Leben bleiben. Die Entwicklungspsychologin Margaret Mahler hat ein wunderbares Buch über die Entwicklung des Kleinkindes geschrieben, das sie *Die psychische Geburt des Menschen* nannte. Manchmal empfinden die Patienten es so, als hätten sie neben ihren biologischen Eltern noch einmal eine Mutter oder einen Vater dazubekommen, die oder der ihnen emotional »auf die Welt geholfen« hat.

Ängste rund um die Psychoanalyse

Verpasse ich die »richtige Therapie«?

Angenommen, Sie haben eine psychische Störung und wollen eine Psychotherapie machen. Wenn Sie sich genauer umsehen, werden Sie feststellen, dass es Hunderte von Psychotherapierichtungen gibt. Wenn Sie Ihre Therapie von der gesetzlichen Krankenkasse finanziert bekommen wollen, können Sie sich zwischen der Verhaltenstherapie, einer tiefenpsychologisch orientierten Psychotherapie und einer Psychoanalyse entscheiden, denn nur diese Verfahren sind wissenschaftlich anerkannt. Oft fällt es schon schwer, sich zwischen einer tiefenpsychologisch orientierten Therapie (bzw. psychoanalytischen Therapie) und einer Verhaltenstherapie zu entscheiden. Wenn Sie sich gut kennen und wissen, welche der beiden Therapieformen Ihnen sympathischer ist, dann sind Sie schon ein gutes Stück weiter.

Doch auch innerhalb der Verhaltenstherapie und der tiefenpsychologisch orientierten Therapie gibt es verschiedene Wege. Generell geht der Trend zur »maßgeschneiderten Psychotherapie«, unter Fachleuten auch »indikationsspezifische Psychotherapie« genannt. Bei Störung X soll Therapie Y eingesetzt werden. Bei Angststörungen wird häufig die Verhaltenstherapie empfohlen, insbesondere die Desensibilisierung, also der systematische Abbau der Angst durch Gewöhnung an die angstauslösende Situation. Beim Aufmerksamkeitsdefizitsyndrom wird die kognitive Verhaltenstherapie empfohlen oder beispielsweise das »Therapieprogramm für Kinder mit hyperkinetischem und oppositionellem Problemverhalten« (THOP), das auf den Arbeiten amerikanischer Forscher aufbaut und an der kinderpsychiatrischen Klinik der Universität Köln entwickelt wurde. Bei der Borderline-Störung ist die Rede von guten Erfolgen der Dialektisch-Behavioralen Therapie (DBT), der Übertragungs-fokussierten Borderline-Therapie (Transference Focussed Psychotherapy, TFP) oder der Mentalisierungsbasierten Therapie (MBT). Die Patienten sind immer umfangreicher informiert, aber auch zunehmend verwirrt. »Wer garantiert mir, dass ich die für mich richtige Therapie wähle?«, so fragen sie sich. Die Suchenden haben eine große Sorge – und die lautet: »Was passiert, wenn ich eine Psychotherapie beginne, und es ist ausgerechnet die falsche Therapieform für mein Leiden? Werde ich mir Vorwürfe machen, wenn ich jahrelang mit einer Therapieform laboriere und dann feststelle, es hätte etwas viel ›Passenderes‹ oder ›Besseres‹ gegeben?«

Lassen Sie sich von der Therapievielfalt nicht beirren. Die meisten Therapeuten glauben an die Therapieform, die sie selbst ausüben. Auch ich schreibe dieses Buch, weil ich an die Wirksamkeit der Psychoanalyse glaube – und tue der Verhaltenstherapie vielleicht in mancherlei Hinsicht unrecht. Doch entscheidend ist: Alle Therapieformen haben das Ziel, dass es dem Patienten besser geht. Die gute Beziehung zum Therapeuten selbst hat bereits heilende Wirkung. Suchen Sie sich einen Therapeuten aus, den Sie sympathisch finden. Überlegen Sie, ob Sie lieber zu einer Frau oder zu einem Mann gehen möchten und ob Sie lieber einem jungen oder einem älteren Therapeuten gegenüber säßen. Fragen Sie sich, ob Sie sich in dem Behandlungszimmer wohlfühlen und ob Sie das Gefühl haben, in guten Händen zu sein. Die meisten Therapien bewirken, dass Sie lernen, genauer über sich nachzudenken. Sie erhalten Unterstützung, finden heraus, was Ihnen gut tut, und lernen Ihre Bedürfnisse genauer kennen. Allein diese neuen Fähigkeiten führen dazu, dass es Ihnen besser geht.

Lassen Sie sich nicht von den »Lautesten« überzeugen, sondern trauen Sie Ihrem eigenen Gefühl. Wenn Sie sich für eine Verhaltenstherapie entscheiden und Ihr Therapeut wendet die Methode des *Eye Movement Desensitization and Reprocessing* (EMDR) an, dann schauen Sie, wie Sie sich damit fühlen. (Bei der EMDR konzentriert sich ein Patient auf eine traumatische Erinnerung, während er mit seinen Augen die langsamen rhythmischen Fingerbewegungen des Therapeuten verfolgt. Dadurch soll die mit der Erinnerung verbundene Angst reduziert werden, was dazu führen kann, dass die schreckliche Erinnerung erträglicher wird.) Wenn Ihnen die Methode nicht behagt, sprechen Sie mit Ihrem Therapeuten darüber und scheuen Sie sich nicht, die Behandlung zu beenden. Genauso ist es mit den psychoanalytischen Verfahren auch: Wenn Sie nicht auf der Couch liegen wollen, müssen Sie das auch nicht. Wenn Sie mit dem langen Schweigen eines Therapeuten nicht zurechtkommen, können Sie das ansprechen und gegebenenfalls einen anderen Therapeuten suchen. Vielleicht liegt Ihnen auch einfach die psychoanalytische Methode nicht. Wofür Sie sich auch entscheiden – wenn Sie sich selbst mit Ihrer Entscheidung wohlfühlen, hat dies das größte Gewicht. Im Laufe der Entwicklung kann sich auch die Therapieform verändern, mit der man sich wohlfühlt. Manche Patienten beginnen mit Autogenem Training, machen dann eine Verhaltenstherapie und gehen schließlich zu einem Psychoanalytiker. Hätte man diesem Patienten gesagt, er solle sich doch gleich auf die Couch legen, hätte er sich vielleicht sofort aus dem Staub gemacht.

Der Glaubenskrieg um die »richtige Therapie« ist gerade bei der Aufmerksamkeitsdefizitstörung aktuell. Was wirkt besser: Medikamente oder Verhaltenstherapie? Diese Frage stellen sich viele Eltern – wenn man einmal die Möglichkeit der psychoanalytischen Therapie außen vor lässt. Langzeitstudien zum Aufmerksamkeitsdefizitsyndrom haben gezeigt, dass es den meisten Patienten drei Jahre nach einer Erstuntersuchung besser geht – unabhängig davon, ob sie eine Verhaltenstherapie, eine medikamentöse Behandlung oder eine Verhaltenstherapie in Kombination mit Medikamenten erhalten haben (Döpfner 2007). Wenn Sie eine Borderline-Störung haben und nicht ausgerechnet mittels DBT oder TFP behandelt werden, heißt das nicht, dass Sie etwas verpassen oder dass eine dieser Methoden Ihnen sicher geholfen hätte. Die Therapie der Borderline-Störung ist immer langwierig. Und so werden Sie zusammen mit Ihrem Therapeuten auch die Schwerpunkte in der Therapie verändern. Manchmal werden Erinnerungen besprochen, ein anderes Mal »üben« Sie die Beziehung zum Therapeuten. Dann sprechen Sie über Ihr »trotziges Verhalten«, Ihren Widerstand, ein anderes Mal machen Sie Träume oder Ihre Beziehung zu Ihren Eltern zum Thema. Und so ist es bei anderen psychischen Leiden auch. Die Zeit wird zeigen, was gut und was schlecht war. Halten Sie nicht einfach an einem Begriff fest. Sie sind ein Mensch mit einer eigenen Geschichte, mit eigenen Erfahrungen und einzigartigen Eigenschaften. Schenken Sie also niemandem leichtfertig Glauben, der Ihnen sagt: Sie haben die Diagnose X und sollten daher nur mit Y behandelt werden.

Der Therapeut und seine Macken

Therapeuten sind auch nur Menschen. Und natürlich interessieren sich oft die Menschen für die Psychologie, die durch spezielle Auslöser an dieses Thema herangeführt wurden – beispielsweise durch eigene problematische Erlebnisse in der Kindheit, Jugend oder auch im Erwachsenenalter. Migration, Kriegserlebnisse oder die Überwindung einer psychischen oder körperlichen Erkrankung können das Interesse an der Psychologie wecken. Die Gründe, warum Menschen einen psychotherapeutischen Beruf wählen, sind vielfältig. Fast immer steht der Wunsch dahinter, anderen Menschen zu helfen. Nicht wenige Psychologiestudenten studieren dieses Fach jedoch auch in der Hoffnung, »sich selbst zu heilen«. Viele merken aber, dass das nicht geht. Die eigenen Probleme müssen immer individuell angegangen werden. Zwar kann das theoretische Wissen ein hilfreicher Baustein sein und teilweise auch heilend wirken, doch bei schweren Problemen hilft nur eine eigene Therapie. Deshalb haben etliche Psychologen selbst einmal eine Psychotherapie aufgrund eigener Probleme gemacht. Eine hilfreiche Psychotherapie ruft Dankbarkeit und Interesse hervor. Manchmal bahnt sie den Weg zu einer eigenen Laufbahn als Psychotherapeut. Dass Psychotherapeuten selbst eine »Macke« haben, ist also nicht unwahrscheinlich; aber es ist doch damit zu rechnen, dass sie diese Macke bearbeitet haben, bevor sie als Psychotherapeut tätig wurden. Dafür wissen sie, wie sich ein Patient fühlt, der sich gerade mit seinen Problemen herumquält. Viele Psychotherapeuten nehmen an Supervisionsgruppen teil, in denen sie selbst mit ihren eigenen Problemen und mit Schwierigkeiten, die sich aus der Beziehung zum Patienten ergeben, Rückhalt erfahren.

Wer sich zum Psychoanalytiker ausbilden lassen möchte, der benötigt nicht nur ein abgeschlossenes Psychologie- oder Medizinstudium, sondern muss sich zusätzlich selbst einer sogenannten »Lehranalyse« unterziehen. Diese eigene Psychoanalyse ist ein Pflichtteil der Ausbildung.

Ausbildungsinstitute sind zum Beispiel die Institute der Deutschen Psychoanalytischen Vereinigung (DPV) und der Deutschen Psychoanalytischen Gesellschaft (DPG). Sie sind gemäß Psychotherapeutengesetz staatlich anerkannt. In der Ausbildung müssen die angehenden Analytiker (Ausbildungskandidaten, Ausbildungsteilnehmer) zwei Patienten über jeweils mindestens 300 Stunden behandeln. Der Ausbildungsteilnehmer bespricht diese Behandlungen ausführlich mit zwei verschiedenen Psychoanalytikern, sogenannten Supervisoren.

Die eigene Lehranalyse findet vier- bis fünfmal pro Woche statt. Für die Kosten kommen die Ausbildungsteilnehmer selbst auf. Somit ist die Ausbildung zum Psychoanalytiker die aufwendigste überhaupt. In der Lehranalyse machen die Psychoanalytiker dieselbe Erfahrung, die ihre eigenen Patienten später auch machen werden.

Analytiker haben in der Regel also ein großes Verständnis für die Ängste und Nöte ihrer Patienten. Durch die Lehranalyse lernen sich die Analytiker selbst genau kennen, sodass sie auch über ihre eigenen Macken nachdenken können. Natürlich kann jeder Mensch nur durch seine eigene Brille schauen. Doch die Wahrscheinlichkeit, dass der Analytiker seinem Patienten die eigenen Macken aufpfropft, wird durch diese Art der Ausbildung erheblich verringert. Fazit ist also: Auch Psychoanalytiker haben ihre Macken – wie jeder Mensch. Doch sie haben sie erkannt und sich mit ihnen auseinandergesetzt. Psychoanalytiker sind im Allgemeinen die Psychotherapeuten, die am meisten über sich selbst nachdenken. Sie wissen daher aus eigener Erfahrung, wie komplex psychische Probleme sein können.

Keine Angst vor dem Unbewussten!

Beim gesunden Erwachsenen ist das Bewusste vom Unbewussten getrennt. In der Sprache der Psychoanalytiker gibt es einen »Zensor«, der die Grenze vom Unbewussten zum Bewussten überwacht und darüber »entscheidet«, was dann und wann ins Bewusstsein gelangt. Wenn wir träumen, uns versprechen oder uns vertun, gelangen Teile des Unbewussten in unser Bewusstsein. Bei schweren psychischen Störungen, z.B. während einer Psychose, sind Bewusstes und Unbewusstes nicht mehr klar voneinander getrennt. Damit wir »funktionieren« können, ist diese Trennung jedoch wichtig.

Viele Menschen haben eine große Angst vor dem Unbewussten. Für sie ist es wie ein großes schwarzes Loch, vor dem sie sich fürchten müssen. In gewisser Weise ist es das ja auch – denn wir legen die Dinge ins Unbewusste ab, die uns überfordern. Was wir einmal ins Unbewusste verdrängt haben, ist uns nicht mehr so leicht zugänglich. Märchen sprechen unser Unbewusstes an – das ist wohl einer der Gründe, warum sie von Kindern auch so geliebt werden. Kindliche Fantasien, für die das Kind noch keine Worte findet, werden in den Märchen widergespiegelt. Horrorfilme spielen mit unseren unbewussten Urängsten. Musik berührt uns, wühlt uns auf oder beruhigt uns, Kunst inspiriert uns, Sagen und Mythen faszinieren uns – eben weil sie unser Unbewusstes ansprechen. In jedem Fall haftet dem Unbewussten etwas Magisches an, etwas Unheimliches, Nebulöses oder gar Gefährliches. Schließlich kann uns ein »Freud'scher Versprecher« im falschen Augenblick beruflich gefährlich werden. Zur Zeit des Gammelfleischskandals hörte ich im Radio: »Dieses Fleisch ist nicht zum Verkehr – Entschuldigung – zum Verzehr geeignet.« Darüber lässt sich noch schmunzeln. Doch Menschen in Führungspositionen können sich durch Versprecher manchmal ziemlich in Schwierigkeiten bringen. Verdrängtes kommt meist zum Vorschein, wenn es schon fast an der Oberfläche ist, man sich aber noch nicht genauer damit befassen wollte.

Bei einer Angststörung zum Beispiel klopfen unbewusste Ängste und Fantasien an die Grenze zum Bewusstsein. Nur mit viel Kraft gelingt es dann den Angstpatienten, ihre ungewollten Gefühle und Ideen »unten« zu halten. Bewusst ist ihnen nur die Angst. Doch was Angst macht, ist die Kraft des Unbewussten, das sich Gehör verschaffen will. Das kann zum Beispiel Wut sein. Wer wütend ist und am liebsten den Ehemann erschlagen würde, der kann schon mal Angst vor den eigenen Emotionen bekommen.

Viele Menschen fürchten sich davor, dass sie eines Tages etwas Schlimmes tun könnten. Ihnen fehlt das Vertrauen, dass sie die verschiedensten Gedanken ruhig durchspielen können, ohne dass sie Wirklichkeit werden. Übergroße Wut entsteht meistens dann, wenn man viel zu lange mit kleineren Schritten wartet. Anstatt den Mann zu erschlagen, könnte man sich ja vorher einfach von ihm scheiden lassen. Wenn man sich gedanklich mit kleineren Schritten beschäftigt, wird die Wut geringer und die Angststörung lässt nach.

Patienten also, die eine Psychotherapie beginnen, haben meist schon lange sehr viel verdrängt und halten es mit viel Kraft unter der Oberfläche. So wird der Druck im Kochtopf immer größer und der Deckel lässt sich immer schwerer darauf halten. In einer psychoanalytischen Therapie wird dann Stück für Stück Dampf abgelassen. Dabei lernt man, die verschiedensten Gefühle, die hinter einer Angst oder depressiven Lähmung stecken, zu erkennen und zu benennen. Oft können erst im Schutz der Anwesenheit eines Therapeuten unerwünschte Gefühle zugelassen werden.

In der Therapie kann man sich Stück für Stück anschauen, welche unerfüllten Wünsche und Enttäuschungen zu Wut, Angst oder Depression geführt haben. Daraufhin kann man überlegen, wie man mit den verschiedenen Gefühlen umgehen könnte und was man tun könnte, um die heftigen Gefühle abzumildern. Wenn man beispielsweise lernt, früher auf die eigenen Bedürfnisse zu achten, dann lässt die Heftigkeit der Emotionen langsam nach. Gleichzeitig verringert sich auch die Stärke des »Druckes« aus dem Unbewussten »nach oben« ins Bewusstsein.

So wird mit der Dauer der Therapie die Angst vor dem Unbewussten immer geringer. Es wird mehr und mehr bewusst, sodass das Unbewusste quasi »kleiner« wird. »Wo Es ist, soll Ich werden«, hat Freud einmal gesagt. Wie viel Unbewusstes an den Tag kommt, bestimmt der Patient zum Teil selbst. Er gibt das Tempo vor. Ein einfühlsamer Therapeut stellt sich darauf ein und »deutet« die Dinge nur im richtigen Moment. Ein Gespräch zwischen einem Therapeuten und einer Patientin könnte beispielsweise so aussehen: »Ich habe mich immer um meine Mutter gekümmert. Sie ist eine wunderbare, liebevolle Frau, die mir alles gegeben hat, was ich brauchte. Doch jetzt lassen meine Kräfte nach, ich habe ein Burnout und weiß gar nicht, warum.« Der Therapeut könnte daraufhin erwidern: »Vielleicht ärgern Sie sich ja auch ein bisschen über Ihre Mutter.« Und die Reaktion der Patientin könnte so aussehen: »Ärgern? Wieso ärgern? Nein, der Typ bin ich nicht. Ich hätte auch gar keinen Grund. Meine Mutter ist der wundervollste Mensch der Welt.« In der darauffolgenden Nacht könnte die Patientin dann vielleicht träumen, dass sie ihrer Mutter etwas antut. Dieser Traum kann in der nächsten Stunde besprochen werden. Der Therapeut hat mit seiner Deutung wahrscheinlich einen wunden Punkt bei der Patientin angesprochen, und im Schlaf, wenn die Kontrolle über die gedanklichen Vorgänge nachlässt, kommt die verdrängte Wut eben doch zum Vorschein. Unbewusstes ist dann bewusst geworden. Sobald die Patientin im Laufe der Therapie ihren Ärger anerkennt und zulassen kann, gewinnt sie Kraft zurück. Sie spürt dann zwar ihren unangenehmen Ärger, aber sie kann bewusst darüber nachdenken und überlegen, was sie tun kann. Das lähmende Gefühl des Burnouts kann somit nachlassen.

Wenn Unbewusstes an die Oberfläche kommt, hat man daran also manches Mal zu kauen. Man muss das Neue erst einmal verdauen und verarbeiten. Doch es kommt etwas in Gang, und wo vorher Unklarheit herrschte, entsteht oft wohltuende Klarheit. Durch neue Einsichten kann man sich weiterentwickeln. Schmerzen gehören zu dieser Entwicklung ebenso dazu wie neue Lebensfreude.

Abhängigkeit vom Therapeuten

Hat die Therapie begonnen und läuft es gut, so werden Sie wahrscheinlich bald merken, wie wichtig diese ein, zwei oder drei Stunden pro Woche werden. Die Therapiestunde wird wichtiger als der Zahnarzttermin oder die Familienfeier, und beruflich richtet man es sich so ein, dass die Therapiestunde auf jeden Fall wahrgenommen werden kann. Außenstehende werden das kaum verstehen können. Und Sie selbst werden sich vielleicht irgendwann fragen: »Bin ich eigentlich von meinem Therapeuten abhängig?«

Unabhängigkeit wird heute groß geschrieben. »Abhängig« sind in unserer Vorstellung doch höchstens Suchtkranke von ihren Drogen. Niemand möchte sich als »abhängig« bezeichnen. Unsere Kinder stecken wir früh in ihr eigenes Bettchen und ihr eigenes Zimmer. Sie sollen auf keinen Fall mit Nähe »verwöhnt« werden. Wir achten darauf, dass sich unsere Kinder so früh wie möglich von uns »trennen« können. Möglichst früh werden sie abgestillt, vom Fläschchen oder dem Schnuller entwöhnt und in den Kindergarten geschickt, wo sie dann unter Bindungs- und Beziehungslosigkeit leiden, weil es in der Regel zu wenig Personal gibt. Frauen wollen finanziell unabhängig von ihren Männern sein und alte Menschen sollen bis ins hohe Alter selbstbestimmt und unabhängig leben können. Patienten sollen Verantwortung tragen und über ihre Behandlung mit entscheiden. Der Arzt ist nicht mehr der freundliche Weise, der den Patienten an die Hand nimmt und ihn durch die richtige Behandlung führt, ohne ständig an seine »Eigenverantwortung« zu appellieren. Dabei haben kranke Menschen doch in ihrer Schwäche oft den Wunsch, einfach mit auf den Weg genommen zu werden. Sie wollen sich nicht unbedingt immer selbst informieren müssen, um sich selbst entscheiden zu können. In der Krankheit wünschen sich viele, sich einfach nur anlehnen zu können und zu denken: »Der Arzt wird mir schon das Beste geben.«

Wer abhängig ist, der ist kein eigenständiger Mensch, so denken wir. Und auf einmal stellen Sie in der Therapie vielleicht fest: »Ja, ich bin von meinem Therapeuten in gewisser Weise abhängig. Ich wage gerade wichtige Schritte, ich lasse ›gefährliche Gefühle‹ zu, ich beschäftige mich mit traumatischen Erinnerungen und kann nur angstfrei leben, wenn der Therapeut da ist.« Wenn der Therapeut in den Ferien für zwei

Wochen die Praxis schließt, ist das schlimm genug für Sie. Daran, dass er krank werden oder wegziehen könnte, wollen Sie erst gar nicht denken. Der Therapeut ist zum wichtigsten Menschen in Ihrem Leben geworden. Vielen Patienten macht dieses Gefühl der Abhängigkeit Angst, und Freunde, Partner oder Verwandte reden dem Patienten ins Gewissen: »Meinst Du nicht, Du hättest jetzt lange genug Therapie gemacht? Pass auf, dass Du nicht abhängig wirst. Das ist gefährlich. Du willst doch sicher auch noch ein selbstständiges Leben führen, oder?«, heißt es dann.

Natürlich ist Abhängigkeit auch immer mit einer gewissen Gefahr verbunden. Kinder sind von ihren Eltern abhängig, und wenn sie es nicht gut mit ihnen meinen, wenn sie selbst suchtkrank oder gewalttätig sind, ist diese Abhängigkeit höchst schädlich. Abhängig möchte man höchstens von jemandem sein, der es auch gut mit einem meint, der selbst reif ist und dessen Ziel es ist, dass man selbst irgendwann auf eigenen Beinen steht. Wir alle sind von irgendetwas und irgendjemandem abhängig, auch, wenn wir es nur schwer zugeben wollen. Der Mensch ist ein Beziehungsmensch, und Abhängigkeiten gehören zum Leben.

Menschen, die mit psychischem Leid einen Therapeuten aufsuchen, wehren sich sehr oft in besonderem Maße gegen die Abhängigkeit von anderen Menschen. Erst, wenn sich der Therapeut über längere Zeit hindurch als vertrauenswürdig erwiesen hat, lässt man sich auf die Abhängigkeit zu ihm ein. Dieser Schritt ist nicht »krankhaft«, sondern er ist bereits ein erster Reifeschritt. Viele Patienten brauchen die körperliche Anwesenheit des Therapeuten, um mit ihren eigenen Ängsten und Spannungen klarzukommen. Es dauert lange, bis sie den Therapeuten so weit als »gute Figur« in ihr Inneres aufgenommen haben, dass sie es auch ohne seine körperliche Anwesenheit aushalten.

Der Therapeut »dient« dem Patienten dazu, sich selbst zu finden, so wie eine Mutter ihrem Säugling dazu dient, sich selbst kennenzulernen. Viele Patienten projizieren ihre eigenen Eigenschaften, Gedanken und Wünsche auf den Therapeuten, weil sie es kaum aushalten könnten, wenn sie merkten, dass es ihre eigenen Dinge sind, die sie da beim anderen ablegen. Wer seinen eigenen Ärger für inakzeptabel hält, der wird den Therapeuten als verärgert erleben. Wer sich selbst nicht mag, wird auch vom Therapeuten annehmen, dass dieser ihn nicht mag. Und wer seinen Partner hasst, aber noch Angst vor dem Alleinsein hat, der wird zunächst den Partner idealisieren und stattdessen den Therapeuten hassen, bis in der Therapie Stück für Stück Klarheit geschaffen wird. Die Beziehung zum Therapeuten ist also in der Tat sehr eng. Oft wird der Therapeut erst hochgejubelt und dann abgestempelt. Die Beziehung zu ihm erweist sich als eine lange Schaukelei, bis sie ins Gleichgewicht kommt.

Der Patient braucht und »gebraucht« den Therapeuten genauso wie ein Kind seine Mutter braucht, damit sie seine Gefühle »managt«. Kleine Kinder erleben schnell heftige Gefühle, die für sie kaum auszuhalten sind. Sie zeigen der Mutter ihre Gefühle, die Mutter nimmt sie auf, interpretiert sie und gibt sie dem Kind in »verdauter Form« zurück. Sie sagt zum Beispiel: »Ah, ich sehe, Du bist wütend/traurig/hungrig. Ich werde Dir helfen, damit klarzukommen. Ich verstehe Deine Wut, ich werde Dich trösten und Dir etwas Gutes zu essen geben.« Sie hat das, was das Kind ihr zeigt, verstanden und kann das Kind dadurch beruhigen. Dieser Vorgang passiert über mehrere Jahre so oft, dass das Kind sich schließlich selbst beruhigen kann. Es geht dann mit seinen Gefühlen so um, wie es einst die Mutter tat.

Dasselbe passiert zwischen Therapeut und Patient. Der Patient »wirft« seine Gefühle auf den Therapeuten, der wie ein Behälter erst einmal alles aufnimmt; Psychologen sprechen hier auch von »Containment«. Der Therapeut hält das, was der Patient ihm gibt, schaut es sich an und gibt es dem Patienten in kleinen, verdaubaren Portionen zurück. So lernt der Patient sich langsam immer besser kennen und er lernt gleichzeitig, seine heftigen Emotionen selbst zu verdauen. Dadurch wird er Schritt für Schritt selbstständiger.

Durch diese Abhängigkeit findet der Patient den Weg in die Unabhängigkeit. Irgendwann ist er so selbstständig, dass er den Therapeuten nicht mehr »gebraucht«, sondern ihn als eigenständigen Menschen erlebt und ihm selbst als eigenständiger Mensch gegenübertreten kann. Er erlebt, wie es ist, wenn zwei getrennte Menschen zwar in Verbindung treten, aber dennoch jeweils selbstständig sind. Irgendwann entsteht der Wunsch, sich zu trennen und ein vom Therapeuten unabhängiges Leben zu führen. Die zeitweise Abhängigkeit vom Therapeuten ist also notwendig, um Unabhängigkeit zu erreichen. So werden auch die Kinder, die lange genug die Nähe zu den Eltern genießen durften, eher unabhängig als die Kinder, die früh »abgehärtet« wurden. Kinder, die lange in guter Weise von ihren Eltern abhängig sind, werden zu wirklich selbstständigen Erwachsenen. Sie brauchen dann beispielsweise keinen Partner mehr, der nur dazu da ist, um ihnen ein angstfreies Leben zu ermöglichen oder um ihr Selbstwertgefühl zu steigern. Diese Erwachsenen können zufriedenstellende Partnerschaften eingehen. Sie sind zwar auch »abhängig« von ihrem Partner, weil sie ihn lieben, aber es ist eine gute Abhängigkeit und nicht eine, die von gegenseitiger Ausbeutung geprägt ist.

Vorurteile – was ist dran?

Psychoanalysen dauern zu lange

Heute will man alles im Griff haben oder bekämpfen. Unkontrollierbarkeit ist verpönt. Zeiten, in denen wir ratlos und hilflos sind, dürfen nicht sein. Wir trauen uns kein Leid mehr zu. Schließlich gibt es heute ja »innovative Konzepte« und Therapien, die in wenigen Stunden »effizient und effektiv« die größten Probleme lösen sollen. Da macht man Zielvereinbarungen und will fest entschlossen mit Strategie und System auf dieses Ziel zugehen. Das Unbehagen, das man verspürt, während man diesen Weg geht, wird einfach beiseite gedrängt. Doch am Ende stellt man erschöpft fest, dass die Kreativität und das Eigenleben bei den strategischen, entschlossenen Schritten hin zum »Ziel« auf der Strecke geblieben sind. Menschen mit psychischen Problemen ist mit sogenannten »effektiven Strategien« bei Weitem nicht immer geholfen.

Manche Menschen suchen in religiösen oder esoterischen Bereichen Hilfe für ihr psychisches Leid. Dort versuchen sie, sich »anzunehmen, wie sie sind«, oder einer »höheren Macht zu vertrauen«. Sie geben alles aus ihrer Hand und haben am Ende wieder das Gefühl, dass sich nichts Grundlegendes geändert hat. Die Beziehungslosigkeit, die Ängste und Zwänge bleiben bestehen.

Wer eine Psychoanalyse beginnt, der muss sich darauf einstellen, dass dieser Weg sehr lange dauern kann. Man braucht Geduld – und manchmal auch Geld. Die psychischen Strukturen brauchen lange, um nachzureifen. Manchmal muss nachgeholt werden, wozu ein Kind normalerweise jahrelang Zeit hat. Es dauert zum Beispiel sehr lange, bis ein Kind lernt, sich in einen anderen Menschen hineinzuversetzen. Hat es das nicht gelernt, zum Beispiel weil die Eltern ihm selbst nur wenig einfühlsames Verständnis entgegenbrachten, so kann diese Fähigkeit beim Erwachsenen nur über einen langen Zeitraum nachreifen. Es gibt psychische Störungen, die es den Patienten sehr schwer machen, eine Partnerschaft zu führen oder eine enge Beziehung zu einem anderen Menschen aufzubauen. Einer von sehr vielen möglichen Gründen mag etwa der sein, dass der Betroffene nur wenig Verständnis für sich selbst und andere aufbringen kann. Ein Nachreifen ist möglich, braucht aber Zeit. Der depressive Patient, der nicht ausreichend gelernt hat, seine Gefühle zu erkennen, sie zu benennen und für sie einzustehen, wird nicht dadurch geheilt sein, dass er ein halbes Jahr lang eine Verhaltenstherapie macht, seine Glaubenssätze überprüft, seine Bewertungen und sein Denken verändert. Dies können wertvolle Bausteine auf dem Weg zur Heilung sein, aber nicht allen Patienten reicht das. Auch Medikamente werden die Depression wahrscheinlich nur lindern, aber keineswegs beseitigen können. Nur über mehrere Entwicklungsschritte, die viel Zeit in Anspruch nehmen, wird der Patient sich selbst besser kennenlernen. Nur über die Zeit wird er seine Gefühle erkennen, benennen und ausdrücken können. Zu den eigenen Gefühlen zu stehen, sie für wichtig zu erachten und die eigenen Belange auch durchzusetzen, ist noch einmal ein weiterer Entwicklungsschritt. Wer eine Angststörung hat und nie lernen durfte, wie es sich anfühlt, beruhigt zu werden, der kann erst in einer länger dauernden Beziehung zu einem anderen Menschen, z. B. zu einem Therapeuten, dieses Gefühl so festigen, dass er sich selbst beruhigen kann.

»Hüttihütt« funktioniert also bei vielen Patienten nicht. Dass man mit einer Kurzzeittherapie Zeit, Geld und Nerven sparen könnte, ist oftmals eine Illusion. Nicht umsonst gibt es den Ausdruck der »Drehtürpsychiatrie«: Die Patienten werden als »geheilt« entlassen, kommen jedoch wenige Wochen später mit denselben Problemen wieder zurück. Manchmal hat die haltgebende äußere Struktur der Klinik oder der Therapiesitzungen dem Patienten geholfen, in sich selbst wieder Ordnung und Halt zu finden. Doch bis dieses äußere Gerüst als sicherer Halt in die eigene Psyche übernommen wird, braucht es eben länger als nur ein paar Wochen.

Professor Falk Leichsenring von der Uniklinik Gießen und Dr. Sven Rabung, Universität Hamburg, haben in einer Studie herausgefunden, dass psychodynamische Langzeittherapien über mindestens ein Jahr bzw. 50 Stunden bei schwereren psychischen Störungen wirksamer sind als Kurzzeittherapien (Leichsenring/Rabung 2008). Gerade, wenn ein Patient schon lange an einer psychischen Störung leidet, die sich aus vielen Symptomen zusammensetzt, reicht eine Kurzzeittherapie oft nicht aus, um auch auf lange Sicht ein zufriedeneres Leben zu ermöglichen. Vielmehr hat sich bei psychodynamischen Langzeitbehandlungen gezeigt, dass die Patienten auch nach Abschluss der Behandlung noch weiterhin Fortschritte machen (ebd.).

Psychoanalyse kramt nur in der Vergangenheit

Das Vorurteil, in der Psychoanalyse würde man ja nur in der Vergangenheit kramen, ist immer noch weit verbreitet. Wer jetzt unter seelischen Nöten leidet, der sieht möglicherweise keinen Sinn darin, die Ursache in der Vergangenheit zu suchen. So geht es vor allen Dingen den Menschen, die scheinbar auf eine rundum glückliche Kindheit zurückblicken können. Diejenigen jedoch, die Schlimmes erleben mussten, fürchten sich davor, alte Wunden aufzureißen. Manche Kindheitserlebnisse waren vielleicht so schrecklich, dass sie noch nie mit jemandem geteilt wurden. Es gibt Menschen, die eine jahrelange Psychoanalyse machen und dennoch niemals über ihr schrecklichstes Erlebnis sprechen.

Um über schlimme Begebenheiten aus der Vergangenheit sprechen zu können, muss zunächst ein vertrauensvolles Verhältnis zum Therapeuten aufgebaut werden. Das kann sehr lange dauern. Es ist meistens aber auch erst ein gewisses Maß an innerer Stärke notwendig, um die Erinnerung an ein traumatisches Ereignis zulassen zu können. Viele Patienten müssen erst über einige Jahre Kraft sammeln, bevor sie über einschneidende Erlebnisse berichten können. Andere Menschen wiederum sind einfach verbittert. Sie haben Jahre gebraucht, um die Vergangenheit hinter sich zu lassen, und möchten damit nichts mehr zu tun haben. Ein »Wühlen in der Vergangenheit« würde ja sowieso nichts bringen – glauben sie.

Wer eine Psychoanalyse beginnt, wird in den anfänglichen Gesprächen zu seiner Vergangenheit und Kindheit befragt. Doch dann wird man erstaunt feststellen, dass es über weite Strecken der Therapie hauptsächlich um das Hier und Jetzt geht. Denn um Vergangenes verstehen zu wollen, muss man nicht unbedingt in die Vergangenheit schauen. Was wir erlebt, erfahren und gelernt haben, bringen wir ständig aktiv in die Gegenwart mit ein. Wer einen überstrengen Vater hatte, der wird sich wohl auch in der Gegenwart leicht von Autoritäten verunsichern lassen. Menschen, die eine zögerliche Mutter hatten, wagen sich möglicherweise auch heute noch nicht in große Abenteuer. Und wer als Kind häufig Grenzüberschreitungen erlebt hat, der hütet sich bis heute vor engeren Beziehungen. Bei psychischen Störungen ist die Vergangenheit oft ganz nah.

Eine Aufgabe der Psychoanalyse ist es, festzustellen, an welchen Stellen die Vergangenheit noch so nah ist, dass sie einen daran hindert, glücklich oder zufrieden zu sein.

Angenommen, Sie hatten eine Mutter, die meistens Kritik an Ihnen übte und Ihnen nichts gönnen konnte. Dann ist Ihnen zwar bewusst, dass Ihre Mutter kritisch und wenig gönnerhaft war, aber das bringt Sie nicht weiter. Sie können sich vielleicht an zahlreiche Situationen mit ihr erinnern, in denen sie überkritisch mit Ihnen umging, aber was nützt Ihnen das? Sie merken vielleicht im Beruf, dass Sie überaus vorsichtig sind und häufig erwarten, kritisiert zu werden. Möglicherweise merken Sie auch, wie schwer Sie es haben, sich in Ihrer Freizeit wirklich auszuruhen. Das ist Ihnen klar, und das ist es, was Sie bemerken. Sie können wahrscheinlich auch sagen: »Ich habe so viel Angst vor Kritik, weil meine Mutter immer so kritisch mit mir umgegangen ist.« Aber wirklich helfen wird Ihnen diese bewusste Herstellung von Zusammenhängen nur teilweise.

Sie sagen sich, dass Sie ja schon lange das Haus der Eltern verlassen haben und dass Sie ein selbstständig denkender Mensch sind. Sie sagen sich, dass Sie jetzt erwachsen sind und nichts mehr mit der kritischen Mutter zu tun haben. Und doch ärgern Sie sich immer wieder darüber, dass Sie schüchtern wirken und sich im Beruf nicht so präsentieren können, wie Sie es gerne würden. Was also könnte die Psychoanalyse an dieser Stelle anderes machen, als Ihnen zu vermitteln, dass Sie so schüchtern sind, weil Sie eine überkritische Mutter hatten?

Psychoanalyse arbeitet mit Erfahrungen. Sie wissen erst, wie Lavendel riecht, wenn Sie daran gerochen haben. Es reicht nicht, Biologie zu studieren, darin zu promovieren und alles über die Pflanze zu wissen. Sie müssen einfach daran riechen, um die Pflanze kennenzulernen und zu begreifen.

Die Psychoanalyse lebt von der Beziehung zum Therapeuten. Stellen Sie sich einfach nur vor, Sie sitzen einem Therapeuten gegenüber. Das ist schon etwas anderes, als nur theoretisch etwas über die Psychoanalyse zu wissen. Sie lernen Ihren Therapeuten kennen. Möglicherweise kann er Sie schon zu Anfang der Therapie ein wenig von Ihrem Leid entlasten. Allein die Tatsache, dass Ihre Sorgen nun einen Platz bekommen und dass Ihnen jemand ernsthaft zuhört, kann das Leiden mindern. Sie bauen also eine Beziehung zu Ihrem Therapeuten auf. Wenn Sie sich wohlfühlen und mit Ihrer Entscheidung für eine Psychoanalyse sicherer sind, wird Ihnen der Therapeut bald recht viel bedeuten. Dadurch werden Sie jedoch auch verletzlicher. Jemand, der Ihnen viel bedeutet, kann Sie durch eine Bemerkung leicht erfreuen, aber auch verletzen. Und so kommt es vielleicht, dass Sie Ihrem Therapeuten irgendwann etwas »Nebensächliches« von sich erzählen – zum Beispiel, dass Sie gar nicht wissen, wie Lavendel riecht.

Und jetzt ist da auf einmal Stille. Sie schauen den Therapeuten an und glauben auf einmal, dass er Sie sehr kritisch betrachtet. Sie schämen sich dafür, dass Sie so etwas Alltägliches wie den Geruch von Lavendel nicht kennen. Und schon fühlen Sie sich genauso, wie Sie sich als Kind gefühlt haben, als Sie vor Ihrer Mutter gestanden haben. Das Entscheidende ist, dass Sie das genau fühlen. Sie haben eine Situation hergestellt, die Sie von der Beziehung zu Ihrer Mutter her kennen. Und der Moment, der sich jetzt ausbreitet, kann Ihnen ziemlich lang vorkommen. Aber im Gegensatz zu früher können Sie jetzt zur Sprache bringen, was passiert. Oder der Therapeut bringt es zur Sprache, wenn Ihnen die Worte fehlen. Wenn Sie sagen, Sie hätten jetzt das Gefühl, er schaue so kritisch, wird er Ihnen vielleicht antworten, dass er einfach erstaunt sei, aber gar nicht das Gefühl hätte, Sie kritisch zu betrachten. Vielleicht haben Sie also dem Therapeuten in dem Moment nur unterstellt, er würde kritisch blicken. Das nennen die Psychoanalytiker »Übertragung«: Sie haben einer anderen Person die Eigenschaften zugeschrieben, die zu Ihrer Mutter gehören, aber beim anderen in Wirklichkeit nicht vorhanden sind.

Es kann aber auch sein, dass der Therapeut wirklich kritisch guckt – vielleicht ist er selbst ein kritischer Mensch und ähnelt Ihrer Mutter an dieser Stelle. Vielleicht war aber auch ein Wechselspiel im Gange – Sie haben so erwartungsvoll nach einem kritischen Blick Ausschau gehalten, dass der Therapeut tatsächlich kritisch reagiert.

Doch es ist egal, ob der Therapeut nun wirklich kritisch geschaut hat oder nicht – wichtig ist, dass Sie in dem Moment spüren, dass Sie die Kritik regelrecht erwartet haben. Sie »spielen« gerade mit dem Therapeuten nach, was Sie mit Ihrer Mutter erlebt haben, und können diese Situation analysieren. Jetzt können Sie sich klar darüber werden, dass Sie Kritik für die einfache Tatsache erwarten, dass Sie den Duft von Lavendel nicht kennen. In der Therapie wird deutlich, dass Sie Kritik in Situationen erwarten, in denen sie gar nicht angebracht ist. Sie erfahren, dass der Therapeut nicht wie Ihre Mutter ist, und kommen auf die Idee, dass andere Menschen generell nicht so kritisch sind, wie es Ihre Mutter war. Sollte der Therapeut an dieser Stelle aber tatsächlich so sein und reagieren, wie Ihre Mutter es tat, dann wird der Therapeut darüber nachdenken. Er wird seine Reaktion vielleicht infrage stellen und die Situation mit Ihnen zusammen besprechen. Dadurch gewinnen Sie Abstand. Sie sind der Kritik nicht mehr hilflos ausgeliefert.

Sie können auf einmal zwischen Ihrer Mutter und den anderen genauer unterscheiden und machen durch den Therapeuten eine neue Erfahrung mit einer »besseren Mutter«, wie es die Analytiker symbolisch nennen. Sie können endlich die Erfahrung machen, dass Ihre Regungen, Ihre Gefühle nicht etwas sind, wofür Sie sich schämen müssten. Wenn Sie solche und ähnliche Situationen mit dem Therapeuten häufiger durchspielen, werden Sie mit der Zeit weniger kritisch mit sich selbst umgehen und gewinnen so mehr Handlungsspielraum. Sie werden nicht mehr so ängstlich darauf warten, dass Sie jemand kritisieren könnte, weil Sie die Erfahrung gemacht haben, dass andere nicht so kritisch sind wie Ihre Mutter und dass Sie selbst weitaus mehr »in Ordnung« sind, als Sie von sich selbst dachten. So wird es Ihnen aber zunehmend auch gelingen, berechtigte Kritik anzunehmen. Aus dem, was Sie vorher wussten und auch wie im Schlaf daherbeten konnten (»Ich bin so schüchtern, weil meine Mutter immer so kritisch war«), wurde nun eine ausgedehnte Erfahrung. Weil nun das Gefühl angesprochen wurde, ist es auch möglich, dass sich die Gefühle, Einstellungen und Erwartungen verändern; und zwar tiefgreifend und dauerhaft. Man muss also nicht unbedingt Geschichten aus der Vergangenheit bemühen – oft ist bei einer psychischen Störung das Vergangene täglich präsent. Die Psychoanalyse kann bewirken, dass das Vergangene dann tatsächlich zur Vergangenheit wird und man sich heute anders fühlen kann als damals.

Psychoanalyse ist nur etwas für junge Menschen

Verlassen sitzt der ältere Herr auf einem unbequemen Plastikstuhl und wartet auf seine High-Tech-Untersuchung. Er soll in die »Röhre«, um nachsehen zu lassen, was mit seinem Rücken nicht stimmt. Er, der so viel Lebenserfahrung hat, wurde von seinem Orthopäden innerhalb weniger Minuten abgefertigt. Eine junge Arzthelferin weist ihm hektisch den Weg in »Kabine 3«, wo er sich auf eine weitere kalte Bank setzen kann, um darauf zu warten, aufgerufen zu werden. Er wird traurig. Nach dem Tod seiner Frau hat sich niemand mehr gefunden, mit dem er über seinen Kummer sprechen kann. Seine Rückenschmerzen sind seither unerträglich. Der Arzt vermutet einen Bandscheibenvorfall. Doch das Untersuchungsergebnis ist unauffällig.

Solch eine Szene ist modern. Es wird mit großartiger Technik eine körperliche Ursache für die Rückenbeschwerden ausgeschlossen. Das ist oft wichtig, doch sollte man bei diesem Schritt nicht stehen bleiben. Hinter den Rückenschmerzen unseres Patienten steckt wahrscheinlich eine Depression. Schon früher hat der ältere Herr unter Depressionen gelitten – doch soll man »in seinem Alter« noch die Psychokiste rausholen und mit irgendeiner Therapie anfangen? Die Antwort ist Ja – wenn der Patient Interesse daran hat.

Der ältere Patient mit seinen Rückenschmerzen sehnt sich danach, endlich wieder mit jemandem vertrauensvoll sprechen zu können. Seine Frau ist tot, seine Freunde möchte er nicht belasten. Eine Psychotherapie könnte für diesen Menschen genauso entlastend sein wie für jüngere Menschen auch. Vielen älteren Menschen stecken beispielsweise noch Kriegserlebnisse aus der Kindheit oder Schuldgefühle aus dieser Zeit in den Knochen, über die sie vielleicht noch nie mit jemandem sprechen konnten (Radebold 2003; Bode 2004, 2010). Dies sind nicht selten Gründe für Depressionen älterer Menschen. Die ständige Verdrängung kostet Lebenskraft. Depressive Menschen haben beispielsweise ein höheres Risiko, an einer Alzheimer-Demenz zu erkranken, als Menschen ohne Depression (Geerlings et al. 2008); könnte man hier doch spekulieren, dass lebenslanges Verdrängen schließlich zu völligem Vergessen führt. Jedenfalls ist das Gehirn bis ins hohe Alter veränderbar – man spricht auch von der »Plastizität des Gehirns«. Eine psychoanalytische Therapie könnte ein guter Weg sein, diesen älteren Herrn zu begleiten, sodass er zufriedener leben kann – mit so wenig Rückenschmerzen wie möglich.

Psychoanalyse ist nicht mehr zeitgemäss

Wer einen Unfall hatte, einen Schlaganfall oder einen Tumor im Gehirn, bei dem verändert sich häufig auch die Persönlichkeit. Insbesondere wenn das Vorderhirn beschädigt wird, verändert sich der Mensch – beispielsweise kann das Taktgefühl verlorengehen. Die Betroffenen kommen ihrem Gesprächspartner immer näher, reden endlos auf ihn ein und haben keinen Sinn mehr für »gutes Benehmen«. Das, was den Menschen ausmacht, ist eng mit der Beschaffenheit des Gehirns verbunden. In den 1980er Jahren kam der Begriff der »Neuropsychoanalyse« auf, den besonders der Neuropsychoanalytiker Mark Solms prägte (Solms/Kaplan-Solms 2003). Die Neuropsychoanalyse verbindet die Neurowissenschaften mit der Psychoanalyse. Sie beschäftigt sich mit den Zusammenhängen zwischen Seelenleben und Gehirn.

Zurzeit arbeiten Forscher emsig daran, herauszufinden, ob eine Psychoanalyse die Strukturen des Gehirns verändern kann. Die Hanse-Neuro-Psychoanalyse-Studie (HNPS) untersucht, welche Auswirkungen eine psychoanalytische Langzeittherapie auf das Gehirn hat (Buchheim et al. 2008). 15 Monate lang werden 20 Patienten mit einer chronischen Depression untersucht. Sie füllen psychologische Fragebögen aus und lassen sich mittels funktioneller Magnetresonanztomografie (fMRT) und Elektroenzephalografie (EEG) untersuchen. In der »funktionellen MRT« soll festgestellt werden, ob sich die Hirnfunktionen verändern. Die Wissenschaftler zeigen den Patienten dabei bestimmte Bilder oder lassen sie bestimmte Sätze hören. Die Forscher können dann an den MRT-Bildern sehen, wie sich die Durchblutung verändert, also welche Gehirnregionen wann und wie stark aktiviert werden. In Verbindung mit den Fragebögen und der Elektroenzephalografie, mit der Hirnströme gemessen werden, ergibt sich ein Gesamtbild über die Veränderungen während der Psychoanalyse. Auch wenn Fragebögen nur einen Bruchteil der psychischen Situation eines Patienten wiedergeben, so sehen die Forscher doch wenigstens einen Ausschnitt dessen, wie sich das Befinden der Patienten im Laufe der Therapie verändert.

Zum einen sind es also die technischen Möglichkeiten, die das Interesse an der Psychoanalyse wieder neu aufleben lassen. Zum anderen ist mit der allgemeinen Diskussion um Nachhaltigkeit auch das Interesse an der Psychoanalyse wieder erwacht. In Berlin hat im Jahr 2009 die erste Universität eröffnet, an der Akademiker in Deutschland Psychoanalyse studieren können. Die Gründer dieser »Internationalen Psychoanalytischen Universität« (IPU), Frau Professor Christa

Rohde-Dachser und Professor Jürgen Körner, wollten damit auch ein Zeichen setzen. In einem Beitrag des Deutschen Ärzteblattes erklärt Christa Rohde-Dachser, wie es an den deutschen Hochschulen um die Psychoanalyse bestellt ist: Wenn psychoanalytische Professoren gehen, werden sie entweder gar nicht oder durch Verhaltenstherapeuten ersetzt (Bühring 2010). Die Psychologie- und Medizinstudenten lernen heute hauptsächlich die verhaltenstherapeutische Denkweise kennen, wobei die psychoanalytischen Theorien relativ kurz zur Sprache kommen. Doch die Bewegung hin zu mehr psychoanalytischem Denken ist ganz klar zu erkennen. Zeitschriften, die sich mit der Psyche beschäftigen, werden gerne gelesen. Die Zeitschrift *emotion* erklärt psychische Vorgänge auf populäre Art. Die Zeitschrift *Psychologie heute* ist da schon tiefgründiger – auch hier können die Leser beobachten, dass psychoanalytische Themen immer mehr Raum finden.

Psychoanalyse ist nur etwas für Reiche und Verwöhnte

Menschen, die eine Psychoanalyse machen, haben oft den Ruf, gar nicht »richtig krank« zu sein. Wer wohlhabend ist und sich ein bisschen einsam fühlt, der legt sich halt auf die Couch – so das Vorurteil.

Zu Zeiten Sigmund Freuds konnten sich tatsächlich nur die Wohlhabenden die sogenannte »Redekur« erlauben. Doch das ist zum Glück heute anders – die gesetzlichen Krankenkassen übernehmen die Kosten für eine Psychoanalyse, sodass prinzipiell jeder psychoanalytisch behandelt werden kann. Allerdings sind es tatsächlich überdurchschnittlich oft Menschen mit einem »hohen Strukturniveau«, die sich für die Psychoanalyse interessieren – also Menschen, die im Alltag gut »funktionieren«, die gebildet sind und ihrem Beruf nachgehen (Agarwalla et al. 2007). Doch auch diese Menschen können schwere Störungen haben und innerlich sehr leiden. In jeder sozialen Schicht kommen Misshandlung, Süchte und emotionale Vernachlässigung vor.

Wenn Eltern emotional nicht für ihre Kinder verfügbar sind, hat das fast dieselben Auswirkungen, als wenn sie körperlich nicht anwesend sind. Wenn diese Kinder nicht das Glück haben, sich an eine andere verlässliche Person binden zu können, dann sind sie emotional vernachlässigt – sie sind »depriviert«. Später leiden sie unter Ängsten, an starken Depressionen und an Gefühlen von Leere und Sinnlosigkeit.

Doch auch, wenn es anscheinend eher gebildete Menschen sind, die sich für die Psychoanalyse interessieren, heißt das nicht, dass die Analyse bei »ungebildeteren« Menschen oder schwereren Störungen nicht wirksam sei. Der Psychoanalytiker Peter Fonagy beschreibt in seinen Büchern sehr eindrucksvoll, wie Patienten auch mit schweren Borderline-Störungen Hilfe durch eine psychoanalytische Behandlung erfahren (Fonagy et al. 2004; Bateman/Fonagy 2008).

Psychoanalyse ist zu esoterisch

»Pass auf! Wenn Du eine Psychoanalyse machst, kommst Du vom Glauben ab. Psychoanalytiker wollen die Menschen von ihrem christlichen Glauben wegbringen.« Das war ein Satz, den ich in den 1990er Jahren oft von Mediziner-Kollegen gehört habe, die der Studentenmission Deutschlands angehörten. In dieser christlichen Gemeinschaft finden viele junge Studenten Halt, die sich im Universitätsleben anfangs noch etwas verloren vorkommen. Doch gerade hier finden auch viele Studenten Zuflucht, die sich aufgrund psychischer Probleme eher am Rande des gesellschaftlichen Studentenlebens befinden. Die Frage, ob eine Psychoanalyse sinnvoll ist, kann sich dann schnell zum »Glaubenskrieg« entwickeln. Psychoanalyse wird ja manchmal auch als »Religion« bezeichnet. Strenggläubige Christen befürchten also, durch die Psychoanalyse könnte ein Patient vom »rechten Weg« gelangen und zum Atheisten werden.

Andere wiederum haben die Sorge, durch eine Psychoanalyse vielleicht irgendwie »abzudriften«. Psychoanalyse ist doch etwas Sagenumwobenes, etwas kaum Fassbares. Da geht es doch um dunkle Löcher, um Verdrängtes, um »Unbewusstes« und um Sexualität. Manche Patienten befürchten auch, der Therapeut würde sie unbemerkt »beeinflussen« oder hätte böse Absichten. Jedenfalls scheint so mancher das Gefühl zu haben, bei der Psychoanalyse ginge es nicht mit rechten Dingen zu. Als ich kürzlich versuchte, die psychischen Aspekte der Neurodermitis zu erklären, und sagte, dass die Haut ja auch ein Kontaktorgan sei und mit Beziehung zu tun hätte, winkte ein Patient ab: »Ach, kommen Sie mir jetzt doch nicht mit so einem esoterischen Schwachsinn.«

Auch wenn sich die Psychoanalyse bei näherer Betrachtung eher als nüchtern und bodenständig erweist, so haben viele Patienten gerade zu Beginn der Therapie Angst davor, es könnte doch »esoterisch« werden. Im Gegensatz zur greifbaren Verhaltenstherapie, die sich mit dem Denken, dem Verstand und mit Strategien beschäftigt, ist die Psychoanalyse ja doch eher vage. Sie schwimmt förmlich. Etwas Wahres ist ja dran: Es werden keine zu konkreten Ziele vereinbart, die Ziele ergeben sich aus der Therapie, man lässt sich treiben und sieht erst mit der Zeit, worin das Problem besteht und wohin die Reise geht. Man beschäftigt sich mit Träumen und mit Fantasien, die man heute hat oder als Kind schon hatte. Das alles scheint doch eher »flüchtig« zu sein.

Zudem fühlen sich Menschen mit einer psychischen Störung oft auch dünnhäutig und geschwächt. Sie haben keinen eigenen Standpunkt oder können ihn nur schwach vertreten. Sie haben gelernt, dass ihr eigenes Denken und Fühlen wenig zählt. Daher sind sie leicht beeinflussbar. Psychisch geschwächte Menschen hängen sich gerne an andere, um sie dann später wieder zu verteufeln, sobald sie enttäuscht sind. Sie haben meist keine haltgebenden Eltern gehabt und fühlen sich wie auf unsicherem Boden. Die Vorstellung, sich von einem Therapeuten abhängig zu machen, der sich auch noch für so unsichere Dinge wie Träume und Fantasien interessiert, schreckt so manchen Patienten ab. Sie sehen erst im Kontakt zum Therapeuten, dass die Realität der Psychoanalyse anders aussieht. Der Therapeut wird oft zum Fels in der Brandung, und während der psychoanalytischen Stunde haben die Patienten das Gefühl, dass sie sich endlich einmal spüren, dass sie festen Boden unter den Füßen haben und wissen, was sie selbst wollen.

Psychoanalyse funktioniert nicht bei Alkoholsucht

Alkoholabhängige Patienten haben oft ein besonderes Problem: Wenn sie sich bei Therapeuten nach einer ambulanten Therapie erkundigen, winken viele bereits am Telefon ab (Rost 2009). Zu sehr wird der Blick auf das vordergründige Problem, das Suchtmittel, gerichtet. Dabei wird das Problem dahinter kaum beachtet. Da begeben sich die Patienten in eine stationäre Entzugstherapie, »erholen« sich in den haltgebenden Strukturen der Klinik und werden als »geheilt« entlassen, wenn sie »trocken« sind. Zwar ist das heute nicht mehr die Regel, denn den meisten Ärzten und Psychologen ist klar, dass es mit dem Entzug alleine nicht getan ist – dennoch werden Menschen mit einem Alkoholproblem oft allein gelassen, wenn die stationäre Therapie beendet ist. Dabei gerät häufig außer Sicht, dass ihr Weg und ihr Leiden dann erst richtig anfängt.

Ohne den Alkohol geht es diesen Menschen psychisch schlechter als vorher, weil der Blick auf die Probleme klarer wird. Viele denken beispielsweise öfter an Selbstmord als zu der Zeit, als sie noch Alkohol tranken. »Der Alkoholiker leidet insgeheim an einem unaussprechlichen Schrecken, dem er nicht ins Antlitz zu sehen wagt«, sagte der amerikanische

Psychiater Karl Menninger schon 1974 (Rost 2009). Diesen Schrecken gemeinsam mit einem Therapeuten anzusehen, darauf kommt es an. Dies gelingt bei Patienten mit einem Alkoholproblem häufig ganz gut. Menschen werden aus den unterschiedlichsten Gründen alkoholsüchtig. Manche Patienten sind recht gefestigt. Sie finden in der ambulanten Psychotherapie rasch Halt und Besserung. Sobald sie Einblick in ihre Konflikte gewonnen haben, geht es ihnen grundlegend besser. Sie werden daraufhin beispielsweise selbst zum Helfer und gründen eine Selbsthilfegruppe. Viele von ihnen werden gar nicht mehr rückfällig (ebd.).

Es gibt jedoch auch »ichschwache« Patienten, die durch ihre »ichschwachen« Eltern in der Kindheit nicht lernen konnten, ihre Affekte zu regulieren. Sie sind von ihren eigenen Gefühlen schnell überfordert und nutzen den Alkohol als vermeintliches Selbstheilungsmittel. Es gibt auch Patienten, die einen so schlimmen »Schrecken« mit sich herumtragen und solche Traumata als Kind erlebt haben, dass ihnen schlicht die Erlaubnis zum Leben fehlt (ebd.). Solche Patienten sind auf eine lange Therapie angewiesen. Erst durch die eingehende Beziehung zu einem »guten Objekt«, wie es so schön heißt, kann sich etwas ändern. Gerade in der Psychoanalyse werden »Rückfälle« nicht als »Versagen« gewertet und nicht sanktioniert. Zusammen mit dem Patienten versucht der Therapeut, den »Rückfall« zu verstehen. Manchmal sind »Rückfälle« auch ein Zeichen dafür, dass nun ein größerer Entwicklungsschritt ansteht, der Mut und die Fähigkeiten dazu jedoch noch nicht ganz da sind. Die ambulante psychoanalytische Psychotherapie kann dabei helfen, die Entwicklungsschritte zu gehen, die oft viel Mut, Kraft und Begleitung erfordern.

Probleme rund um die Therapie

Beruf und psychische Erkrankung – wie offen sollte man sein?

Schon wieder ist es soweit: Kaum beginnt der Nachtdienst, machen sich diese Beklemmungen breit. Susanne ist als Krankenschwester heute Nacht allein für die gesamte Station verantwortlich. Wie soll sie das bloß schaffen? Angstschweiß benetzt ihre Hände. Sie zittert. Sie könnte doch einfach zum Medikamentenschrank gehen und sich ein paar Beruhigungstropfen zu Gemüte führen, denkt sie. Aber sie kann sich beherrschen und tut es nicht. Wenn morgens die Kolleginnen vom Tagdienst kommen, merkt man Susanne die Anstrengung der Nacht sichtlich an. »Nur noch diese halbe Stunde bewältigen«, denkt sie, »dann bin ich erlöst.«

Psychische Störungen haben einen Haken: Man kann nicht über sie sprechen – so meint man jedenfalls. Wer Gallensteine, einen Kniegelenksverschleiß oder eine Krebserkrankung hatte, kann doch irgendwann darüber sprechen. Meistens kommt diesem Menschen Mitleid zuteil. Schließlich können sie nichts dafür.

Bei psychischen Problemen ist das anders. Irgendwie hat Susanne wohl ihr Leben nicht im Griff, könnte man denken. Vielleicht ist sie zu weich für ihren Beruf, vielleicht hat sie gar schon einmal schwerwiegende Fehler begangen. Irgendwie dachte man ja schon immer, dass etwas mit ihr nicht stimmt. Ein bisschen verrückt ist sie ja schon mit ihrer Angst vor Spinnen oder ihrer zwanghaften Pünktlichkeit.

Das Gerede, das Geheimnisvolle, Schuldgefühle oder eine vernebelte, mysteriöse Vergangenheit, das ist das, was vielen psychisch Kranken anhaftet. Irgendwie glauben sie selbst und andere, sie hätten versagt, sie hätten keine Macht über ihre Gefühle und ihr Verhalten. Möglicherweise haben sie sich den falschen Partner ausgesucht, können nicht mit Geld umgehen oder rauchen zu viel. In unserer strengen Gesellschaft, wo man jung, strahlend und funktionierend sein muss, ist eine psychische Störung immer noch ein Makel – es sei denn, sie ist durch den allgemein anerkannten Stress entstanden. Menschen, die an einem Burnout-Syndrom leiden, sind doch im Allgemeinen akzeptiert. Schließlich sind sie »ausgebrannt«, weil sie sich über alle Maßen für ihren Beruf eingesetzt haben.

Das ist also die Situation, in der sich Menschen mit seelischen Problemen befinden. Sie müssen vieles verbergen und fühlen sich dennoch stigmatisiert, weil sich eben nicht alles verbergen lässt. Wenn sie dann eine Psychotherapie beginnen, haben sie einen Punkt mehr, den sie verbergen wollen. Doch das ist nicht leicht, denn der Beginn einer Psychotherapie bringt oft Zeitproblem mit sich: Manchmal bieten Therapeuten nur während der eigenen Arbeitszeiten ihre Therapiestunden an. In diesem Fall können die Patienten vom Arbeitgeber für die Zeit der Therapie freigestellt werden. Doch dies ist auch schon das erste Problem: Was sollen sie ihrem Chef sagen? Wie ehrlich muss man hier sein? In diesem Fall muss leider schon klar sein, dass man zur Psychotherapie geht und dass der Therapeut keine anderen Öffnungszeiten hat. Meistens ist das Gespräch mit dem Chef jedoch viel leichter, als man es sich vorgestellt hat. Viele Patienten haben ein gutes Gefühl damit, dass ihr Chef »eingeweiht« ist und sie nicht immer darum bangen müssen, dass sie nicht doch noch einen beruflichen Termin zum Zeitpunkt der Therapiestunde vorgesetzt bekommen. Viele Patienten schaukeln auch ein wenig herum, sagen, sie müssten zur Krankengymnastik oder ähnliches. Nach einer Weile der Unehrlichkeit, die durchaus auch Schutz bieten kann, entscheidet man sich doch zur Wahrheit. Viele stellen erleichtert fest, dass es ihnen damit besser geht.

Oftmals schafft man es jedoch auch, die Therapiestunden so zu legen, dass niemand aus dem Berufsleben etwas mitbekommt. Viele Psychoanalytiker haben da großes Verständnis für ihre Patienten und bieten sehr früh morgens oder in den Abendstunden Termine an. So gelingt es vielen Patienten, ihre psychoanalytische Therapie zu machen, ohne dass jemand aus dem Berufsleben etwas davon erfährt.

Sie sollten das also selbst nach Gefühl entscheiden. Gerade zu Beginn der Therapie verbergen viele lieber, wohin sie gehen. Läuft die Therapie bereits länger und fühlt man sich stabiler, fällt es auch leichter, darüber zu sprechen. Es ist immer ein langwieriges Abwägen, und die Frage, ob man mit seiner psychischen Erkrankung im Berufsleben offen umgeht oder nicht, wird sich immer nur individuell und über die Zeit beantworten lassen.

Wenn Sie Zweifel an Ihrem Psychotherapeuten haben

In der Psychotherapie sind Sie zu zweit. Zwar gibt es da draußen irgendwo einen Gutachter und auch eine Krankenkasse im Hintergrund, doch wie die Therapie abläuft, bestimmen Sie und Ihr Therapeut alleine. Für viele Patienten ist diese Situation beängstigend, besonders, wenn sie als Kind bedrohliche Zweier-Situationen erlebt haben. Vielleicht waren Sie als Kind ja allein mit Ihrer Mutter, weil sich der Vater aus dem Staub gemacht hat oder weil sich die Eltern haben scheiden lassen. Dann war Ihnen die Beziehung zur Mutter zu eng. Oder Sie haben bei einem Elternteil Gewalt erlebt und der andere Elternteil hat Sie nicht geschützt. Es gibt viele Situationen zu zweit, die einem Kind Angst machen, denn das Kind ist auf den Erwachsenen noch angewiesen. Stimmt etwas nicht in der Beziehung zu ihm, ist es gut, wenn es einen »rettenden Dritten« gibt. Wenn Sie sich mit der Mutter gerade nicht gut verstanden haben, ist es Ihr Glück, wenn Sie einen vertrauenswürdigen Vater hatten, zu dem Sie gehen konnten. Auch eine Oma, ein Opa, eine Nachbarin oder sonst eine gute, verlässliche Person konnten der Ausweg aus der gefährlichen Zweierbeziehung sein – wenn Sie Glück hatten. Angenommen aber, Sie hatten dieses Glück nicht und waren auf Gedeih und Verderb nur Ihrer Mutter oder nur Ihrem Vater ausgesetzt, dann kann die Zweierbeziehung an sich schon Angst machen. Menschen mit einer psychischen Störung fällt es oft schon schwer genug, an sich selbst zu glauben. Sie sind vielleicht isoliert und haben aufgrund ihrer Erkrankung gerade nicht viele Freunde. Sich unter diesen Voraussetzungen in eine enge Zweierbeziehung mit dem Therapeuten zu begeben, empfinden viele schon als ein Risiko an sich.

Dennoch werden Sie zu Beginn der Therapie wahrscheinlich Vertrauen zu Ihrem Therapeuten haben. Vielleicht ist das Vertrauen nur gering, weil Sie generell schwer vertrauen können, aber es ist da. Sie sollten die Therapie bei diesem Therapeuten auch nur beginnen, wenn Sie das Gefühl haben, dass die Chemie stimmt. Dieses Band des Vertrauens ist die Basis der Therapie, denn darauf können Sie sich immer zurückbesinnen. Sobald die Therapie eine Weile läuft, werden jedoch wahrscheinlich Probleme auftauchen. Zwischenmenschliche Probleme, die Ihnen vielleicht allzu vertraut sind, werden Sie wahrscheinlich auch in der Beziehung zu Ihrem Therapeuten erleben. Es sind alte Beziehungsmuster, die immer wieder auftauchen, die aber in der Therapie die Chance haben, angeschaut und bearbeitet zu werden.

Vielleicht werden Sie Ihren Therapeuten eine Weile verfluchen, ihn für richtig unfähig und dumm halten, aber Sie erkennen dennoch, dass es irgendwie etwas mit Ihnen zu tun hat und dass Sie an der Herstellung der Situation beteiligt sind. Sie können vielleicht denken: »Ich halte den Therapeuten gerade für den letzten Menschen dieser Welt. Aber irgendwie merke ich, dass nicht wirklich er gemeint ist und dass dieses Gefühl nicht so ganz der Realität entspricht. Ich merke, dass ich etwas rekonstruiere, das ich öfter auch mit anderen Menschen so in Szene setze. Ich merke, dass ich hier an einem Punkt bin, an dem auch die Beziehung zu meinem Partner oder zu meiner besten Freundin damals gescheitert ist. Ich habe jetzt die Chance zu untersuchen, wie es zu dieser angespannten Situation gekommen ist.« Sie sind also vielleicht sauer auf Ihren Therapeuten, haben sich mit ihm »gestritten« und ihn angegriffen. Sie haben das Gefühl, Ihr Therapeut ist kalt und weist Sie zurück, obwohl Sie gerade jetzt Zuwendung bräuchten. Aber Sie haben auch das Gefühl, dass das nicht unbedingt die Sache des Therapeuten ist und dass der im Grunde ganz okay geblieben ist.

Diese Wahrnehmung, dass man selbst vielleicht gerade wütend ist, aber dass der Therapeut nicht unbedingt die Ursache ist, nennen Psychologen die »therapeutische Ich-Spaltung«. Dabei läuft die ganze Zeit das Gefühl mit, dass die vertrauensvolle Basis des Anfangs irgendwo immer noch da ist und dass es jetzt ein Problem gibt, das man bearbeiten kann und an dessen Ende wieder Licht zu sehen ist.

Dieses Zusammenspiel ist sehr kompliziert, denn gewiss sind auch Therapeuten nur Menschen mit ihren Schwächen und Grenzen. Auch sie machen Fehler, auch sie reagieren natürlich bis zu einem gewissen Grad unbedacht auf die Signale, die Sie aussenden. Und natürlich haben auch die Therapeuten selbst ihre Neurosen. Doch in der Regel behält der Therapeut den Überblick und führt Sie durch die »Beziehungsreise« hindurch. Der Therapeut reflektiert mit Abstand über die Stunde, er dokumentiert sie und bespricht sie vielleicht mit einem Supervisor. Sie selbst hingegen fühlen sich vielleicht vollkommen gefangen, und nur durch viel Arbeit gelingt es Ihnen, auch selbst einen gesunden Abstand zu der Situation zu bekommen.

Wenn Sie aber diese »therapeutische Ich-Spaltung« gar nicht empfinden und wirklich das Gefühl haben, dass da etwas schief läuft, sollten Sie das ansprechen. Überhaupt sollten Sie natürlich jedes Problem, das auftaucht, so früh wie möglich thematisieren. Wenn die Schwierigkeiten länger bestehen und Sie das Gefühl haben, es geht Ihnen immer schlechter, können Sie mit dem Therapeuten auch besprechen, ob es nicht sinnvoll ist, Ihr Problem bei einem Dritten, also einem anderen Psychoanalytiker, vorzutragen. Wenn Sie gar keine Gesprächsgrundlage mehr sehen, können Sie sich auch an eine offizielle Stelle wenden, also z.B. an die Landespsychotherapeutenkammer, wenn Ihr Therapeut Psychologe ist, oder an die Landesärztekammer, wenn Ihr Therapeut ein Arzt ist. Sie können sich auch an eine psychoanalytische Vereinigung wenden. Es steht Ihnen natürlich auch frei, die Therapie jederzeit zu beenden – aber Sie sollten nichts überstürzen. Wenn Sie keinen Sinn mehr in der Therapie sehen, ist es ratsam, noch einige Stunden in Anspruch zu nehmen. Manchmal wendet sich das Blatt noch und Sie möchten vielleicht doch weitermachen.

Sexueller Missbrauch in der Psychoanalyse

Da liegt die bildhübsche, junge Patientin auf der schwarzen Ledercouch, und hinter ihr sitzt der etwas ältere, erfahrene und gut aussehende Psychoanalytiker. Die Frau weint bitterlich, während sie von ihrer traurigen Kindheit berichtet. Der Analytiker hat Verständnis. Eine Situation des Vertrauens – vielleicht wie die vertraute Situation in einem Beichtstuhl. Auch der »Beichtvater« wird in der Fantasie, in vielen Geschichten und leider natürlich auch immer wieder in der Realität zum übergriffigen Täter. Die Patientin weint also und verdient das Mitleid des Analytikers. Wenn wir die Szene weiterspinnen, könnte der Analytiker doch einfach aufstehen, sich zu der Frau auf die Couch setzen und sie trösten. Vielleicht nimmt er ihre Hand. Dann wären wir gedanklich auch gar nicht mehr weit entfernt von der Umarmung, dem Kuscheln und schließlich – dem Sex.

Obwohl sexuelle Übergriffe bei allen Therapieformen leider vorkommen, wird gerade die Psychoanalyse leicht mit Sexualität in Verbindung gebracht. Freud selbst steht für die Beschäftigung mit der Sexualität in einer Zeit, als das Sprechen über Sexualität noch ein völliges Tabu war. In den Anfängen der Psychoanalyse berührten die Analytiker ihre Patienten noch und so manche Liebesbeziehung entstand. Unter anderem aus diesen Anfängen ist die »Abstinenzregel« in der Psychoanalyse entstanden. Das heißt: Der Psychoanalytiker verpflichtet sich, seinen Patienten – bis auf das Händeschütteln zur Begrüßung und zum Abschied – nicht zu berühren und auch sonst keinerlei Beziehung außerhalb der Therapie mit dem Patienten einzugehen. In den Ethik-Leitlinien der Deutschen Gesellschaft für Psychoanalyse und Tiefenpsychologie (DGPT) heißt es:

> »Ein Psychoanalytiker ist verpflichtet, den analytischen Prozess durch Abstinenz zu sichern. Daraus folgt, dass er niemals seine Autorität und professionelle Kompetenz missbräuchlich dafür einsetzt, durch den Patienten/Analysanden oder dessen Familie Vorteile zu erzielen. Insbesondere nimmt er keine sexuelle Beziehung zu Patienten/Analysanden auf. Er achtet das Abstinenzgebot auch über die Beendigung der analytischen Arbeitsbeziehung hinaus« (www.dgpt.de/1ueberuns/20ethik.html).

Sollten sich dennoch in Ihrer Therapie Situationen ergeben, die Ihnen »komisch« vorkommen, denen Sie nicht trauen oder die auf eine sexuelle Beziehung hinauslaufen, wenden Sie sich bitte unbedingt an einen offiziellen Verband. Das kann zum Beispiel die DGPT sein oder die Bundespsychotherapeutenkammer, der alle approbierten Psychologischen Psychotherapeuten angeschlossen sind. Wenn Ihr Therapeut ein Arzt ist, wenden Sie sich an die Bundesärztekammer (Adressen siehe Anhang).

Bei der Bundespsychotherapeutenkammer heißt es:

> »Jeder Patient kann sich bei einer Landespsychotherapeutenkammer über einen Psychotherapeuten, der Mitglied der Kammer ist, beschweren. Alle Psychotherapeuten, die approbiert sind, sind gesetzlich verpflichtend Mitglied einer Kammer. Die Kammer ist verpflichtet, jeder eingehenden Beschwerde nachzugehen und zu überprüfen, ob ein berufsrechtswidriges Verhalten vorliegt« (www.bptk.de/patienten/patientenrechte/index.html).

Teil 2:

Häufige Diagnosen

Die Psyche verstehen

Wie viele Äste: Die psychischen Strukturen

Wenn ein Baby das Licht der Welt erblickt und es ist »alles dran«, sagen wir: »Es ist ein Wunder.« Wenn aber dieser Mensch erwachsen wird und man sagen kann, dass seine psychischen Strukturen altersentsprechend gereift sind, ist es ein ebenso großes Wunder.

Die Psyche ist wie ein Baum, der reift. Je reifer der Baum wird, desto mehr Verästelungen, Farben und Formen wird man an diesem Baum finden. Je reifer die Psyche ist, desto besser kann sie differenzieren. Ein Mensch mit einer reifen psychischen Struktur weiß, wer er selbst ist, wo er aufhört und wo der andere anfängt. Einem reifen Erwachsenen gelingt es, sich in einen anderen hineinzuversetzen und eine Sache von mehreren Seiten zu beleuchten. Er hat unbewusste und bewusste Fantasien, die durch eine Grenze getrennt sind. Oft nur im Traum, in der Kunst, in Versprechern oder anderen Fehlleistungen kommen unbewusste Gedanken an die Oberfläche.

Das Bewusste und das Unbewusste in uns sind ebensolche »Strukturen« wie die Einheiten »Es«, »Ich« und »Über-Ich«, die Sigmund Freud »gefunden« hat. Die Instanz in uns, mit der wir uns selbst steuern, ist das »Ich«. Das »Ich«

reguliert unsere verschiedenen Bedürfnisse und findet einen sozialverträglichen Kompromiss zwischen dem »Trieb«, also dem »Es«, und dem Gewissen, also dem »Über-Ich«. So kann ich zwar »tierisch wütend sein«, aber als reifer Mensch doch die angemessenen Worte finden, um meine Wut zu äußern.

Man kann sich die psychischen Strukturen wie viele einzelne Fähigkeiten oder Schublädchen mit verschiedenen Bezeichnungen vorstellen. Diese Schubladen (oder Strukturen) heißen beispielsweise so (modifiziert nach der OPD-2-Strukturcheckliste; Bürgin et al. 2007):

Fähigkeit, sich selbst wahrnehmen zu können

- ➢ über sich selbst nachdenken können
- ➢ die eigenen Gefühle wahrnehmen und benennen können
- ➢ ein konstantes Selbstbild haben

Fähigkeit, andere wahrnehmen zu können

- ➢ sich selbst vom anderen gut unterscheiden können
- ➢ erkennen können, dass andere Menschen eigene Interessen und unterschiedliche Seiten haben
- ➢ den anderen realistisch wahrnehmen können

Fähigkeit, sich selbst steuern zu können

- ➢ eigene Impulse gut steuern können
- ➢ heftige und widersprüchliche Gefühle erleben und ausdrücken können
- ➢ das Selbstwertgefühl aufrecht erhalten können

Fähigkeit, Beziehungen zu regulieren

- ➢ Beziehungen können gepflegt werden
- ➢ die eigenen und die Interessen des anderen können in Beziehungen ausgeglichen werden
- ➢ man kann sich Reaktionen des anderen vorstellen

Fähigkeit, mit sich selbst zu kommunizieren

- ➢ eigene Gefühle zulassen und sich als lebendig empfinden können
- ➢ die Fantasie nutzen können
- ➢ den Körper als richtig und lebendig empfinden können

Fähigkeit, mit anderen zu kommunizieren

- ➢ Kontakt zu anderen aufnehmen können
- ➢ mit anderen lebendig kommunizieren können
- ➢ sich in andere einfühlen können

Fähigkeit, sich innerlich mit anderen verbunden zu fühlen

- ➢ innere Bilder von anderen halten können
- ➢ sich beruhigen können, für sich gut sorgen können, weil man gute Beziehungen zu anderen (z. B. zu den Eltern) verinnerlicht hat
- ➢ verschiedene Bilder von anderen innerlich aufrecht erhalten können

Fähigkeit, sich an andere zu binden

- ➢ den Wunsch haben, sich an andere zu binden
- ➢ Hilfe annehmen können
- ➢ bei Trennungen trauern können

Die einzelnen Strukturen der Psyche entwickeln sich nicht alle gleichzeitig, und es gibt wohl kaum einen Erwachsenen, der auf allen Ebenen völlig reif ist. Manche Strukturen des Erwachsenen sind sehr reif, andere weniger. Und dennoch können wir uns von einem Menschen ein Gesamtbild machen und von einem anderen sagen, ob er sich eher »reif« oder »unreif« verhält. Der Reifegrad eines Menschen kann zudem unterschiedlich stabil sein: Wer in der Klemme sitzt und eher schwache Strukturen hat, der wird eher ängstlich oder aggressiv reagieren als derjenige, der gefestigter ist. Die »Schubladen« des reiferen Menschen sind wie aus festerem

Holz. Doch wer sich eher brüchig oder »unreif« fühlt, muss nicht verzweifeln: So, wie sich die Jahresringe an einem Baum bilden und den Stamm stabilisieren, so können auch psychische Strukturen nachreifen – und das, natürlich in Grenzen, aber immerhin – ein Leben lang.

Bei psychischen Störungen sind manche Strukturen auf dem Niveau eines Kindes stehengeblieben. Diese Menschen waren an einem bestimmten Punkt ihrer Entwicklung oder über längere Zeit Verletzungen ausgesetzt, sodass einzelne seelische Strukturen nicht weiterreifen konnten. Wenn ein Mensch zum Beispiel in der Kindheit ein Geschwister verliert und aus verschiedensten Gründen nicht darüber trauern darf oder kann, wird der Umgang mit der Trauer vielleicht auch noch schwierig sein, wenn der Betroffene erwachsen ist. Bildlich gesprochen konnte die »Struktur« namens »bei Trennungen trauern können« nicht weiterreifen, sondern ist auf dem Reifegrad des »Zeitpunktes X« stehengeblieben. Wann immer der Betroffene eigentlich Trauer empfinden müsste, reagiert er dann beispielsweise mit übersteigerter Angst, mit Aggressionen oder körperlichen Beschwerden.

Dort, wo die Psyche nicht weiterreifen konnte, denkt und fühlt man weiterhin wie ein Kind. Wohl jeder Mensch kennt bei sich solche Schwächen, die nicht selten zum Lebensthema werden. Vielleicht hören Sie in Situationen, in denen Sie psychisch geschwächt sind, die Aussage: »Aber Du bist doch erwachsen! Du kannst doch Verantwortung für Dich selbst übernehmen.« Von außen betrachtet ja – von innen betrachtet nein. Denn die »kindlichen Strukturen« sind weiterhin da und der Patient spürt das durch und durch. Menschen mit einer psychischen Störung sagen manchmal: »Ich weiß, dass meine Reaktion kindisch ist, aber ich kann nicht anders.« Erst, wenn unsere Psyche durch neue Erfahrungen und liebevolle Menschen die Chance bekommt, an ihren Schwachstellen nachzureifen, sind wir wirklich »erwachsen« an den Stellen, an denen wir vorher »kindisch« reagierten.

Die einzelnen Schwächen und Stärken, die einzelnen Strukturen, kommen bei jedem anders zum Vorschein. Bei jedem Menschen sticht die ein oder andere psychische Struktur besonders hervor. Der Kollege im Büro, der jeden Bleistift ordentlich neben den anderen legt, ist »zwanghaft strukturiert«. Die Krankenschwester, die sich für ihre Patienten über alle Maßen aufopfert, ist »depressiv strukturiert«. Mit »Struktur« sind in diesem Zusammenhang die hervorstechenden Eigenschaften eines Menschen gemeint. Dabei muss es keineswegs krankhaft sein, »zwanghaft« oder »depressiv« strukturiert zu sein – im Gegenteil: Aus jeder Struktur ergeben sich immer auch Stärken. Ein zwanghaft strukturierter Mensch liebt die Ordnung, ist pünktlich und korrekt. Vielleicht ist er nicht so flexibel wie andere. Aber zwanghafte Menschen sind in ihrem Beruf und im Privatleben sehr zuverlässig und können sich durch ihre Disziplin zu immer höheren beruflichen Zielen motivieren. Und wäre unsere Kultur nicht »depressiv strukturiert«, könnten wir lange nach einer Caritas-Beratungsstelle oder nach ehrenamtlichen Helfern suchen – wir würden sie nicht finden.

Wenn Psychologen beschreiben wollen, wie weit die Psyche eines Menschen insgesamt ausgereift ist, sprechen sie auch von »Strukturniveau«. Ein Mensch, der beruflich gut »funktioniert«, der differenziert denken und Beziehungen aufrecht erhalten kann, der sich freuen und der trauern kann, hat vermutlich ein »hohes Strukturniveau«; anders vielleicht ein aggressiver, junger Mann, der gerade seinen Nachbarn zusammengeschlagen hat. Er empfindet seinen Wutausbruch möglicherweise so, als »sei ihm das einfach passiert«. Sein »Es«, also seine Triebe, sind so stark, dass sie vom »Ich« kaum reguliert werden können. Die Eigenschaft »Frustration tolerieren« ist nur minimal vorhanden. Der Betroffene hat vielleicht nur geringe Moralvorstellungen und ein schwaches Gewissen, also ein schwaches »Über-Ich«. Die Strukturen »Ich, Es und Über-Ich« sind nicht im Gleichgewicht. Dadurch ergeben sich immer wieder Schwierigkeiten in der Ausbildung, im Beruf oder in der Partnerschaft – so denn überhaupt eine Partnerschaft besteht.

Menschen mit »niedrigerem Strukturniveau« neigen zu Gewalt und Süchten. Einige werden arbeitslos oder obdachlos als Folge davon, dass sie in ihrer seelischen Not kaum »funktionieren« können. Die Schwäche einer Struktur bedingt oft die Schwäche einer anderen. Sobald eine Struktur zum Beispiel in einer Psychotherapie gestärkt werden kann, ziehen die anderen Strukturen – bildlich gesprochen – nach. Es ist wie mit dem Arbeitssuchenden, der keine Arbeit bekommt, weil er keine Wohnung hat, und keine Wohnung bekommt, weil er keine Arbeit hat. Sobald ein Anker da ist und es Halt in einem Bereich gibt, kann der Betroffene weiterreifen.

Menschen mit einem hohen Strukturniveau geht es oft besser als denjenigen mit einem niedrigen Strukturniveau – aber nicht immer: So gibt es beispielsweise persönlichkeitsgestörte Menschen auf einem »hohen Strukturniveau«, die im Alltag hervorragend »funktionieren«, Karriere machen, viel Geld verdienen und sogenannte »Führungsqualitäten« vorweisen. Aber dennoch kommt es gar nicht so selten vor, dass sie unter einer ungeheuren Leere, Lebensunlust und Beziehungslosigkeit leiden. Der Psychoanalytiker Arno Gruen beschreibt in seinem Buch *Der Wahnsinn der Normalität* sehr anschaulich, wie augenscheinlich gesunde und »mächtige« Menschen oft kränker sind als jene, die offensichtlich unter einer psychischen Störung leiden (Gruen 1998).

Auch, wenn sich aus dem Strukturniveau also nicht unbedingt ablesen lässt, wie es einem Menschen geht, so bietet das Strukturniveau doch wenigstens eine Orientierung darüber, wo dieser Mensch ungefähr steht und wie man sich diesen Menschen vorstellen kann. Psychoanalytiker berücksichtigen bei ihrer Diagnostik immer auch das Strukturniveau – und das macht Sinn. Schauen wir uns einmal zwei Jungen an, die die Diagnose »ADHS« erhalten haben:

Der erste Junge stammt aus einer sogenannten »bildungsfernen Schicht«. Er wird zu Hause missbraucht und hat alkoholkranke Eltern. Dieser Junge ist unruhig aufgrund seines massiv unsicheren Zuhauses. Er schwänzt die Schule, neigt zu Gewalt und vernachlässigt sich selbst – genau so, wie seine Eltern ihn vernachlässigen. Er spiegelt das wider, was ihm selbst geschieht. Dieses Kind kann seine psychischen Nöte gar nicht aus eigener Kraft bewältigen, weil es zu keiner einzigen Person eine gute Bindung hat. Gleichzeitig kann es natürlich psychisch nicht reifen, da es Dinge wie Geborgenheit, sichere Bindung und Ordnung kaum kennt. Dieses Kind ist ausschließlich mit der grundlegenden Suche nach Halt beschäftigt.

Im Gegensatz dazu gibt es den Gymnasiasten, der ebenfalls die Diagnose »ADHS« erhalten hat. Der Junge ist intelligent und glänzt durch gute Leistungen; aber er ist durch und durch unruhig, weil er zu Hause keinen Ansprechpartner findet. Er leidet wortwörtlich unter einem »Aufmerksamkeitsdefizit« in dem Sinne, dass ihm seine Eltern keine Aufmerksamkeit schenken. Stattdessen leidet er unter den versteckten Eheproblemen seiner Eltern. Die Eltern haben hohe Ansprüche an den Jungen – und er versucht, diesen Ansprüchen durch Leistung gerecht zu werden, was ihm aufgrund seiner Sorgen jedoch immer seltener gelingt.

Zweimal dieselbe Diagnose, nämlich ADHS; doch aufgrund der unterschiedlichen Strukturniveaus sind es doch zwei kaum vergleichbare Patienten. Vergleichbar ist die Unruhe, die von niemandem zu übersehen ist. Ansonsten sind diese Kinder ausgesprochen unterschiedlich. Dieses Beispiel macht deutlich, wie wenig Sinn es macht, allgemeine oder kurz gefasste Informationen über psychische Erkrankungen zu erhalten. Wann immer Sie etwas über Angststörungen, ADHS oder Depressionen in einer Zeitschrift lesen, machen Sie sich klar, dass Sie nur einen ganz kleinen Wissensausschnitt erhalten. Ähnlich sind vielleicht die Symptome der einzelnen Erkrankungen – doch was dahinter steckt und wie die Therapie aussieht, lässt sich allein schon bei zwei Patienten mit derselben Diagnose kaum vergleichen.

Was beide Jungen sicherlich brauchen, ist die Bindung zu einem erwachsenen Menschen, der ihre Gefühle halten kann. Das Gymnasialkind wird wahrscheinlich relativ schnell Erleichterung finden, während sich bei dem Kind aus der unteren sozialen Schicht erst unglaublich viel ändern muss, damit es ihm auf Dauer besser geht.

Der Halt in uns – die Repräsentanzen

Nervös sitze ich vor der Tür des Chefs. Er hat mich zu einem Gespräch gebeten. Was der jetzt wohl von mir will? Ich gehe besser mal davon aus, dass es nichts Gutes bedeutet. Zwar habe ich nichts »verbrochen«, doch allein der Satz »wir müssen mal reden« lässt nichts Gutes vermuten.

Kennen Sie das? Sie werden zu einem Gespräch gebeten und gehen wie selbstverständlich davon aus, dass Sie nichts Gutes zu erwarten haben. Warum haben wir schon jetzt ein schlechtes Gewissen, bevor wir überhaupt wissen, worum es geht? Wir könnten ja auch in freudiger Erwartung vor dieser Tür sitzen und mit einer Gehaltserhöhung oder Beförderung rechnen. Wahrscheinlich hatte die Einladung zum Gespräch eine Vorgeschichte und wir spüren in etwa, in welche Richtung dieses Gespräch gehen soll. Aber unsere Erwartung rührt nicht nur von der aktuellen Situation her. Unsere jetzige Erwartung wird auch von Erfahrungen geformt, die wir in der Kindheit und Jugend mit unseren Eltern gemacht haben: »Repräsentanzen« ist das Stichwort. »Repräsentanzen« sind Vorstellungen, die fest in uns verankert sind. Wir haben feste Vorstellungen von Beziehungen. Wir haben eine Vorstellung davon, wie wir normalerweise behandelt werden, wir wissen, wer wir sind und was wir von unseren engsten Bezugspersonen erwarten können.

Die ersten Vorstellungen, die wir als Kind von der Welt gewinnen, hängen eng mit der Beziehung zu unseren Eltern zusammen. Die erste und engste Beziehung, die der Mensch erlebt, ist die Beziehung zur eigenen Mutter. Bereits in ihrem Bauch erlangt das Ungeborene erstes Wissen über sich selbst, die Mutter, den Vater und die übrige Welt da draußen. Im Mutterleib macht der Mensch die Erfahrung von engstem Verbundensein. Das Ungeborene bekommt schon hier verschiedene Arten von Beziehung mit. Es fühlt mit der Mutter mit. Ist sie gestresst, wird auch das Ungeborene unruhig. Wird sie gut behandelt, erlebt das Ungeborene auch ihre Zufriedenheit. Viele Frauen wissen das und geraten dadurch in einen echten »Entspannungsstress«. Sie wollen entspannt sein, weil sie glauben, dass nur dann das Baby gut gedeiht. Aber das Leben spielt sich meist irgendwo in der Mitte zwischen Glück und Unglück ab, und sowohl Phasen der Aufregung als auch der Ruhe sind wichtig für die Entwicklung des Kindes.

Wenn das Baby geboren ist, ist es auf Gedeih und Verderb von der Fürsorge seiner Eltern abhängig. Und das »weiß« das Baby. Es nimmt von sich aus Kontakt auf. Es findet mit seinem Geruchssinn sofort die Brust der Mutter – und die Mutter führt das Baby aktiv zur Brust. Der Säugling sucht von den ersten Lebensmomenten an den Blickkontakt mit der Mutter. Und die gesunde Mutter erwidert seine Blicke. Während des Stillens schaut das Baby die Mutter lange an. Es saugt nicht nur ihre Milch auf, sondern auch »das Bild von ihr«. Nichts fasziniert das Baby mehr als das Gesicht der Mutter. Es kennt vom Mutterleib an ihren Geruch und ihre Stimme. Es »fühlt« die Mutter und spürt, wie sie mit ihm umgeht.

Junge Eltern sind oft überrascht davon, wie viel »Energie« so ein kleines Wesen »saugen« kann. Es benötigt besonders die Mutter zum Verarbeiten der eigenen Gefühle. Das Kind ist sehr lange auf sie und andere fürsorgliche Bezugspersonen angewiesen. Ein Kleinkind kann sich erst ohne allzu großen Schmerz einige Stunden von ihr trennen, wenn es eine gewisse Reife erlangt hat. Erst, wenn es dem Kind gelingt, sein Bild von der Mutter auch in ihrer Abwesenheit innerlich »aufzurufen«, kann es auch in ihrer Abwesenheit »funktionieren«. Erst ab einer gewissen Hirnreife und nach einer gewissen Zeit, die das Kind eng mit der Mutter, dem Vater und/oder anderen nahestehenden Bezugspersonen verbracht hat, fühlt es sich mit diesen wichtigsten Menschen in seinem Leben verbunden, auch wenn sie für einige Stunden außer Sichtweite sind. Das Kind trägt das Bild dieser Beziehungen in sich. »Aus den Augen, aus dem Sinn« trifft dann nur noch bedingt zu.

Ein Leben lang sind wir auf diese inneren Bilder von anderen angewiesen. Wenn wir auf einer Geschäftsreise gestresst und ermattet sind, hilft uns der Blick auf das Foto des Partners. Auch wenn er weit weg ist, ist der Partner in solchen Momenten unser gefühlsmäßiger »Anker«. Wir alle tragen die Bilder von anderen in uns – ohne sie wären wir »von allen guten Geistern verlassen«. Und manchmal merkt man, beispielsweise im Urlaub, wie diese Bilder auch verblassen können.

Wir haben aber nicht nur ein genaues Bild von anderen, sondern auch eines von uns selbst. Wir wissen, wie wir aussehen, welche Eigenschaften uns ausmachen und was wir von uns selbst erwarten können. Manche Menschen wissen, dass sie sich auf sich selbst verlassen können, andere sind da zögerlicher.

Ebenso tragen wir abstrakte Bilder in uns – zum Beispiel Bilder davon, wie sich Beziehungen gestalten. Manche Menschen haben recht starre, unflexible Vorstellungen von Beziehungen, andere haben aufgrund zahlreicher Beziehungsangebote recht flexible Vorstellungen. Kann ein Mensch nur auf wenige Beziehungen zurückgreifen, dann ist zwangsläufig auch die »Anzahl der Bilder« reduziert. Bei Menschen mit einer psychischen Störung sind die Vorstellungen manchmal einseitig. Das kann einerseits an einem »Zuwenig« an Beziehungen liegen, andererseits aber auch an extremen Beziehungsmustern, in denen beispielsweise Gewalt erlebt wurde. Wenn sich die Beziehung auch zu anderen nahestehenden Menschen ähnlich gestaltet, fehlt es an der Vorstellung davon, wie vielseitig und bunt Beziehungen sein können.

Angenommen, Sie hatten einen strengen Vater, der Sie oft verachtend anblickte, weil Sie nicht die erwünschte Leistung erbrachten. Wenn Sie immer wieder von diesen harten Blicken getroffen wurden, dann hat sich dieses Beziehungsbild fest bei Ihnen verankert. Sie haben vielleicht bis ins Erwachsenenalter hinein die Erwartung, dass autoritäre oder »ranghöhere« Personen Sie in der gleichen Weise behandeln. Und mehr noch: Sie behandeln sich in bestimmten Situationen selbst so, wie der Vater es getan hat. Ihr Selbstbild wurde geprägt von den strengen Blicken des Vaters. Wenn Sie nicht das Glück hatten, von anderen bedeutenden Bezugspersonen liebevollere Blicke zu ernten, dann sehen Sie sich selbst überwiegend mit kritischen Augen. Wenn Sie beispielsweise anfangen wollen, regelmäßig zu joggen, aber innerhalb der ersten fünf Minuten schlapp machen, werden Sie sich bei Ihrer Vorgeschichte vielleicht nicht sagen können: »Ich sollte mir mehr Zeit lassen. Es ist schließlich mein erster Versuch. Und wenn ich merke, dass mir das Laufen keinen Spaß macht, gehe ich lieber schwimmen.« Sie werden wahrscheinlich sagen: »Na, das passt ja – ich habe schon immer gewusst, dass ich zum Sport nicht tauge. Wie konnte ich nur auf die Schnapsidee kommen, mit dem Laufen zu beginnen?« Solche Muster von Selbstgesprächen sind oft das Ergebnis von früheren Beziehungserfahrungen. So haben diejenigen, die die strengeren Eltern hatten, vor dem Gespräch mit dem Chef wahrscheinlich mehr Angst als diejenigen, deren Eltern ihnen mehr Freiräume ließen oder ihnen mehr Vertrauen in die eigene Leistung entgegenbrachten.

Eine Vorstellung von guten nahen Bezugspersonen zu haben, verschönert unser Leben. Diese Vorstellungen führen dazu, dass wir uns sicher und »eingebettet« fühlen. Psychoanalytiker gehen davon aus, dass viele psychische Störungen daher rühren, dass es den Betroffenen an »guten Objekten« in der Vorstellungswelt mangelt. Kinder, die überwiegend negative Erfahrungen mit ihren Eltern gemacht haben und auch in ihrem näheren Umfeld keine guten Bezugspersonen vorfanden, konnten nur unzureichend Vorstellungen von »guten Anderen« in sich aufbauen. Sie haben in Momenten des Alleinseins niemanden, den sie sich vorstellen können, um sich geborgen zu fühlen. Sie können sich auf niemanden beziehen, der ihnen ein Gefühl von Schutz und Zuversicht geben könnte. Diese Menschen sind oft sehr darauf angewiesen, dass andere, gute Menschen, tatsächlich in ihrer Nähe anwesend sind. Beginnen sie eine Psychotherapie, dann ist kaum etwas wichtiger als die körperliche Anwesenheit des Therapeuten. Fällt ein Termin aus oder stehen Ferien vor der Tür, ist das für diese Patienten eine echte Katastrophe. Da sie nur schwer eine Vorstellung von guten Beziehungen aufbauen konnten, haben sie in der Tat oft auch wenig gute Beziehungen in ihrem aktuellen Leben.

Viele Patienten entwickeln eine psychische Störung, wenn sie von zu Hause ausziehen, um ein Studium oder eine Ausbildung zu beginnen. Der letzte Halt – auch, wenn es nur ein schlechter Halt war – entfällt dann. Nicht selten entwickeln diese jungen Menschen eine Angststörung. Sie haben bei ihren Eltern vielleicht nur selten die Erfahrung machen können, wie es ist, von ihnen beruhigt zu werden. Das plötzliche Alleinsein überfordert ihre Kräfte. Sie können sich nicht selbst beruhigen, weil die Vorstellung von Beruhigung nur so schwach ist. In einer psychoanalytischen Therapie machen sie vielleicht das erste Mal in ihrem Leben die Erfahrung, von einem anderen beruhigt zu werden. Sie stellen fest, dass sie mit einem anderen so in Beziehung treten können, dass die Beziehung auch »wirksam« sein kann. Wenn diese Patienten allerdings mit der Therapie zu früh aufhören, weil sie denken, dass sie es jetzt »kapiert« haben, oder weil die Krankenkasse weitere Stunden nicht genehmigt, sehen sie sich oftmals bald neuen Ängsten ausgesetzt. Sie haben sich nicht genug Zeit genommen, um die neue Erfahrung des »Beruhigtwerdens« in ihre Psyche fest aufzunehmen. Es braucht viel Zeit, bis die Psyche neue Strukturen aufbauen kann, oder anders gesagt: bis im Gehirn neue Nervenstraßen entstanden und eingefahren sind. Es braucht Zeit, bis der Patient den Therapeuten als feste, verlässliche Vorstellung in sich aufnehmen kann und sich schließlich seine beruhigende Wirkung zu eigen macht.

Die Vorstellungen, die wir haben, sind umso fester und

unflexibler, je weniger alternative Erfahrungen wir machen konnten. Wir gehen oft Beziehungsmuster ein, die wir von zu Hause kennen. Daher erleben wir somit immer wieder ähnliche Beziehungen. Sie »bestätigen« uns unsere Vorstellungen. Einerseits beruhigt das, denn so können wir uns sicher sein, dass unser eigenes, kleines »Weltbild« stimmt; andererseits finden wir so aus alten Mustern nicht heraus. Besonders diejenigen, deren Eltern nur wenig Freiräume zuließen und dabei widersprüchliches Verhalten zeigten, leiden oft sehr darunter, in alten Mustern gefangen zu sein. Wenn Eltern einerseits sehr verwöhnend sind, andererseits harte Strafen verteilen und sich unbarmherzig zeigen, dann »brennen« sich die Erfahrungen, die wir mit diesen Eltern machen, regelrecht in uns ein. Das Überengagement der Eltern führt dazu, dass die Erfahrungen mit ihnen wie ein fester Stempel in der Psyche des Kindes verankert sind. Doch je mehr Bezugspersonen ein Kind hat, desto mehr Erfahrungen kann es machen. Es erlebt, dass es nicht immer mit denselben Augen angesehen wird, und schaut sich auch selbst sanftmütiger an. Ein »Versagen« ist dann keine Katastrophe mehr. Es kann sich sagen: »Ach, vielleicht kann ich dieses oder jenes nicht, aber deswegen geht die Welt nicht unter. Dafür kann ich eben dies oder das.«

Neurosen

Was sind Neurosen?

Wir haben alle unsere »Macken« und das ist auch gut so. Es gibt Menschen, die keinen Krümel auf dem Teppich ertragen können. Andere gehen nicht ohne Kopfschmerztabletten aus dem Haus, wieder andere liegen jahrelang im Clinch mit der Schwiegermutter. Neurosen sind psychische Eigenarten, von denen wir wissen, dass sie nicht ganz so »normal« sind. Mit kleineren »Neuröschen« können wir gut leben, doch Neurosen gibt es in den verschiedensten Ausprägungen. Manche können so ausgeprägt sein, dass sie das Leben des Betroffenen stark beeinträchtigen. Neurosen entstehen durch äußere oder innere Konflikte. »Will ich mit meinem Partner länger zusammenbleiben und seine Art ertragen oder nicht? Traue ich mir das Alleinsein zu oder nicht?« So könnte ein Konflikt aussehen, in dem wir stecken. Psychologen sprechen in solchen Fällen von einem Autonomie-Abhängigkeitskonflikt. Wenn dieser Konflikt nicht gelöst werden kann, zum Beispiel, weil die Angst vor dem Alleinsein zu groß ist, man aber auch in der Partnerschaft leidet, können verschiedene Schwierigkeiten entstehen. Depressionen, Ängste und Zwänge sind typische Symptome einer Neurose, sodass man auch von »Symptomneurosen« spricht.

Manchmal wird der Leidensdruck so groß, dass das Problem nur schwer alleine zu lösen ist. Zählte man früher vielleicht nur die Lampen im Konzertsaal, so wird der Zwang, alles zählen zu müssen, bei vielen Menschen zum Problem. Ist man schon jahrelang auf Partnersuche, doch verliebt man sich ständig in die »Falschen« oder nur in Verheiratete, dann können dies durchaus Macken sein, unter denen man enorm leidet. Doch auch, wenn wir unter einer Neurose sehr leiden können, wissen wir immer, dass unsere »Macke« eigentlich »unrealistisch« ist. Ein Zwangsneurotiker weiß, dass es nicht normal ist, alles zu zählen. Bei der Neurose ist der Bezug zur äußeren Realität vorhanden. Aber dennoch »muss« ein Zwangsneurotiker seine Zwangshandlungen oder -gedanken immer wieder durchspielen.

Bei einer »Psychose« hingegen verliert der Betroffene den Bezug zur Realität. Er fühlt sich beispielsweise verfolgt und glaubt wirklich, dass jemand hinter ihm her ist. Er sieht weiße Mäuse und glaubt anderen nicht, die sagen, dass da keine weißen Mäuse sind. Der Psychotiker kann streckenweise Traum und Wachsein, Fantasie und Realität nicht auseinanderhalten.

Wenn also von einer »Neurose« die Rede ist, bedeutet das im Allgemeinen, dass da jemand im Großen und Ganzen realistisch denken kann, dass er aber eine »Störung« hat, derer er sich mehr oder weniger bewusst ist. Nach klassischer psychoanalytischer Theorie entsteht eine Neurose, wenn das »Ich« einen Konflikt hat, den es nicht lösen kann. »Ich würde der alten Bekannten am liebsten die Fresse polieren«, denken wir uns. »Ach, guten Tag Frau Schmitz, wir haben uns aber lange nicht gesehen«, hören wir uns tatsächlich sagen. Unser »Trieb«, das »Es«, ist das »Tier« in uns, das am liebsten seinen Gefühlen freien Lauf ließe. Dem »Es« gegenüber steht das Gewissen, das »Über-Ich«. Das »Über-Ich« ist der strenge, moralische Ratgeber in uns, der uns sagt, was wir uns erlauben können und was nicht. Bei Neurotikern ist das Über-Ich oft sehr streng ausgebildet. Viele Neurotiker verbieten sich schon, einmal streng zu gucken, nicht zu lächeln oder sich ein größeres Stück von der schönen Torte zu nehmen.

Die gegensätzlichen Kräfte bündeln wir in unserem »Ich«. Das »Ich« ist unser Steuermann. Mithilfe des »Ichs« können wir darauf verzichten, dem verhassten Nachbarn eine Bombe in den Vorgarten zu werfen, und beschränken uns darauf, ihn nicht mehr zu grüßen. Wunderbar ist es natürlich, wenn uns das Schicksal zu Hilfe kommt. Wenn der verhasste Nachbar beispielsweise einen Wasserschaden in seinem Haus feststellen muss, ist unsere Schadenfreude groß. Unser »Ich« kann dann relaxen und das »Es« kann seine Freude auskosten.

Mit Konflikten leben wir täglich. Jeder schleppt seine tiefgreifenderen Konflikte noch aus der Kindheit mit sich herum. »Schon meine Mutter fand immer, dass ich viel zu zurückhaltend bin«, sagen wir. »Ich bin immer diejenige, die zurückstecken muss. Alle anderen können sich besser durchsetzen als ich.« Dies sind typisch neurotische Aussagen.

Um eine Neurose zu entwickeln, ist ein relativ reifes Ich notwendig. Nur ein reifes Ich ist dazu in der Lage, heftige Gefühle des »Es« zu unterdrücken, Gedanken abzuwehren oder den »inneren Schweinehund« zu überwinden. Manchmal kann das Ich geschwächt sein, beispielsweise durch ein sehr starkes Über-Ich. Viele Menschen, die einen Therapeuten aufsuchen, leiden unter ihrem strengen Über-Ich. Allzu oft hatten diese Menschen mindestens einen strengen Elternteil, der ständig etwas verbot, die eigenen Grenzen überschritt, unterdrückte oder allzu harte Strafen verhängte. Viele depressive Menschen verbieten es sich, »egoistisch« zu sein. Beginnen sie dann eine Therapie, merken sie oft, wie viele Jahre sie als »braves Lamm« verbrachten und wie sehr sie sich für andere aufopferten. Wenn diese Einsicht reift, kann es im Laufe der Therapie zu extremen Verhaltensweisen kommen. Trifft solch ein depressiver Patient auf einen eher schlecht qualifizierten Therapeuten, kann es passieren, dass der Patient über die Stränge schlägt. Jetzt sieht er nur noch sich selbst. Nur noch das »Ich« ist wichtig. Das erste Mal in seinem Leben wird dieser depressive Patient einmal hemmungs- und rücksichtslos. Partner, Kinder und Freunde können in dieser Phase sehr leiden. Doch auch auf den Patienten selbst fällt dieses »Überschießen« zurück. Es dauert nicht lange und er quält sich mit Selbstvorwürfen und schlechtem Gewissen, und in der Umgebung hat sich einmal mehr das Vorurteil verstärkt, dass Psychotherapie egoistisch und rücksichtslos mache.

Die Einsicht, dass man sich so sehr zurückgenommen hat, dass das eigene Leben darunter leidet, ist für viele Patienten enorm schmerzhaft. Doch ein qualifizierter Therapeut fängt diesen Schmerz auf und trägt ihn mit dem Patienten zusammen. Er animiert den Patienten nicht, plötzlich alles anders zu machen. Vielmehr untersucht er mit ihm zusammen die bisherigen Beziehungsmuster. Der Patient versteht seine Ängste, stärkt sein Ich und lockert sein Über-Ich. Das klingt wie Sport für die Psyche, und in gewisser Weise ist es das auch. Neue Gefühle der Stärke tauchen auf, des gesunden Allein- und Getrenntseins. Die persönlichen Grenzen werden sicherer und der gedankliche Spielraum wird größer. Eigene Ideen werden nicht durch das nächste – innerliche oder äußere – »Ja, aber« zunichte gemacht, sondern dürfen endlich zu Ende gedacht werden. Die Psyche reift nach, neue emotionale Einsichten entspannen und geben Sicherheit. So kann Veränderung langsam möglich werden – und auch »sozialverträglich« sein. Die Patienten lernen in einer Psychoanalyse auch, dass schmerzlicher, bewusster Verzicht genauso zum Leben gehört wie das Befriedigen der eigenen Bedürfnisse. Es geht ums Gleichgewicht. Nicht selten steht dennoch im Laufe der Therapie vieler Patienten eine Trennung an – oder umgekehrt: Während einer Psychotherapie kann eine neue, weniger neurotische Partnerschaft eingegangen werden.

Auch, wenn sich über manche Neurose schmunzeln lässt – es gibt viele schwerwiegende Neurosen, die den Betroffenen das Leben äußerst schwer machen. Manche Patienten haben so viel Schlimmes erlebt und sind mit so ungünstigen Voraussetzungen ins Leben gestartet, dass es ihnen schwerfällt, ihr Leben zu lieben. Sie haben vielleicht so oft erlebt, dass sie unerwünscht, lästig oder »böse« waren, dass sie eine unvorstellbar schwere Last mit sich tragen. Manche Patienten haben Gewalt erlebt und sind nur knapp mit dem Leben davon gekommen. Bei anderen hat die Mutter Abtreibungsversuche unternommen oder selbst Gewalt erfahren. Tiefgreifende Neurosen, die aus solchen Erlebnissen entstanden sind, brauchen viele, viele Jahre, um zu heilen. Psychoanalytiker sprechen hier auch von »frühen Störungen« oder »Charakterneurosen«. Da gibt es nichts mehr zu schmunzeln oder zu belächeln. Es sind Menschen, die zutiefst verzweifelt sind und manchmal erst durch eine psychoanalytische Therapie die Hilfe erfahren, auf die sie schon so lange gewartet haben.

Depression und Burnout

Eine Depression zu haben, bedeutet, dass man sich kein schönes Leben mehr vorstellen kann. Man ist wie in einer anderen Welt und kann kaum glauben, dass es einem irgendwann wieder gelingen wird, einen Sinn im Leben zu sehen, sich zu freuen und sorglos zu sein. Depressive fühlen sich antriebslos, wie fremd in dieser Welt und leer. Erklärungen für diesen Zustand gibt es viele. Sehr häufig findet man leider zuerst die Erklärung, der Stoffwechsel sei schuld. Wenn das Hormon Serotonin im Gehirn nur in geringer Konzentration vorhanden ist, dann hat man eine Depression, so lautet die Gleichung. Damit macht man es sich jedoch zu einfach. Beispielsweise ist Freude ein Grund für einen schnellen Herzschlag. Aber wer einen schnellen Herzschlag hat, der freut sich nicht immer. Er kann ebenso gut Angst haben oder gerade joggen. Wer den Stoffwechsel als Argument anführt, sollte immer auch größere Zusammenhänge darstellen. Ein gestörter Stoffwechsel ist kein gottgegebenes Schicksal. Durch bestimmte Erfahrungen, z. B. durch eine Psychotherapie, kann sich der Stoffwechsel im Gehirn verändern. Menschen, die eine Psychoanalyse machen, stellen oft fest, dass in depressiven Zeiten eine einzelne Stunde bewirken kann, dass man aus dem Loch herausfindet.

Es mag durchaus sein, dass der Serotonin-Stoffwechsel im Gehirn depressiver Menschen verändert ist. Das muss aber nicht die Ursache der Depression sein. Möglicherweise hat auch anhaltendes Leid dazu geführt, dass sich der Stoffwechsel verändert hat. Die Diskussion um den Stoffwechsel mag interessant sein – doch führt sie viele Patienten nicht weiter. Es kann viel lohnender sein, den Stoffwechsel Stoffwechsel sein zu lassen und sich mit dem aktuellen Leben und der Lebensgeschichte zu beschäftigen. Wer depressiv ist, braucht mehr als Medikamente: Er braucht einen anderen Menschen, der ganz für ihn da ist, der ihm zuhört, der ihn versteht und mit ihm gemeinsam die Gründe für die Depression sucht. Mithilfe eines Psychoanalytikers finden viele Menschen den Weg zur Lebensfreude zurück. Doch wie kann das funktionieren?

Depressive Menschen sind oft lieber »depressiv als aggressiv«. Viele Betroffene mussten schon als Kind ihren Ärger zurückhalten und durften nicht so »zugreifen, zupacken und zubeißen«, wie sie es gerne getan hätten. Sie mussten auch kleinere Aggressionen ständig unterdrücken. Doch die eigenen Aggressionen sind nicht weg, sondern nur verborgen.

Derweil stellen die Patienten fest, dass die anderen sich leichter damit tun, sich vom Kuchen des Lebens zu nehmen. Weil sie selbst sich jedoch so zurückhalten, kommt ihnen die Lebenslust der anderen nur umso größer vor. Das führt mit der Zeit dazu, dass aus Sicht des Depressiven alle anderen Menschen die Lebenslustigen, die Aggressiven, die Rücksichtslosen und die Bösen sind. Der Depressive verlagert seine eigenen »bösen Anteile« nach außen. Er versucht mit großer Kraft, sich für seine eigenen aggressiven Regungen nicht schuldig zu fühlen. In der Opferrolle geht das relativ leicht. Opfer sind schließlich diejenigen, die bemitleidet werden müssen und denen keine Schuld zukommt. Wenn ich selbst meine aggressiven Seiten nicht sehe und nur die anderen Menschen als aggressiv erlebe, nennen Psychologen diesen Vorgang »Projektion«. Eigenes wird nicht mehr wahrgenommen, sondern nur bei anderen bemerkt. Wir kennen das alle aus dem Alltag: Sind wir selbst schlecht gelaunt, kommt uns auch die Welt da draußen grau vor. An solchen Tagen haben wir manchmal das Gefühl, dass auch die anderen uns unfreundlich behandeln, sich vordrängeln oder uns übel gelaunt ansehen. Durch diesen Mechanismus können wir unser Selbstbild schützen. Wenn nur die anderen böse sind und ich relativ gut bin, dann habe ich scheinbar eine gute Meinung von mir.

Dennoch haben depressive Menschen oft ein schlechtes Selbstbild, denn sie spüren ihre verborgene Aggression und fühlen sich dafür schuldig. Sie bemerken auf einer Ebene auch, dass sie dazu neigen, die eigenen aggressiven Seiten den anderen in die Schuhe zu schieben. Das tun sie nicht mit böser Absicht; sie tun es, weil sie mit ihren Schuldgefühlen sonst nicht klarkommen würden.

Sobald es in einer Psychotherapie gelingt, die eigenen, aggressiven Seiten wieder zu sich zurückzuholen, fühlt der Patient sich besser. Wenn er merkt, dass auch er nur ein Mensch ist mit guten und mit schlechten Seiten, und wenn er das akzeptieren kann, kommt oftmals ein Stück Lebenskraft zurück. Denn die ständige Projektion des Aggressiven nach außen kostet die Seele Kraft und man selbst bleibt geschwächt zurück.

Damit die Betroffenen aber ihre eigenen »schuldigen« und »bösen« Seiten annehmen können, arbeiten sie in der Therapie zunächst daran, ihr übermäßig schlechtes Gewissen abzubauen. Das Gewissen, das Über-Ich also, darf nicht so stark sein, dass es den Menschen lähmt. Diese Patienten müssen oft erst mühselig lernen, dass Fehler, Nehmen-Wollen, Haben-Wollen und Schuld einfach zum Menschsein dazugehören. Wenn ein Kind von zu Hause auszieht, empfindet die Mutter vielleicht einen größeren Trennungsschmerz als das Kind. Aber das Kind muss der Mutter diesen Trennungsschmerz zumuten, damit es sich selbst weiterentwickeln kann. Erst, wenn das »Über-Ich« gelockert ist, gelingt es vielen depressiven Patienten, ihre eigenen »schlechten« Seiten zu akzeptieren bzw. sie gar nicht mehr als »schlecht« zu bewerten, sondern als menschlich. Die Verlagerung des Schlechten nach außen und das strenge Gewissen sind nur ein möglicher von vielen Aspekten einer Depression. Das wissen viele nicht.

Will man sich über die Ursachen der Depression informieren, findet man häufig verhaltenstherapeutische Erklärungen wie die der »erlernten Hilflosigkeit«. Dabei geht man davon aus, dass depressive Menschen sich selbst als wenig wirksam erleben und glauben, Macht und Möglichkeiten hätten immer nur die anderen. Sie geraten in eine passive Rolle, in der sie sich hilflos geben und oft auf andere angewiesen sind. Diese Haltung hat nicht nur Nachteile, sondern auch Vorteile, denn die Betroffenen erhalten relativ viel Zuwendung. Auch, wenn diese Hilflosigkeit auf einer Ebene als unangenehm empfunden wird, so ist die Zuwendung ein »Gewinn«. Ist man erst einmal der »Ich-bin-so-hilflos-Haltung« verhaftet, ist es schwer, dort wieder herauszufinden. Die Spirale der Hilflosigkeit und Abhängigkeit wird immer stärker. Man traut sich immer weniger zu und muss immer öfter Hilfe von außen annehmen. Das macht auf Dauer depressiv – aber auch aggressiv, weil man beginnt, die anderen um ihr munteres Leben zu beneiden und sie dafür zu hassen.

So wie verschiedene Gründe zur Depression führen, so zeigt sich auch die Depression in unterschiedlichen Formen. Manche Menschen mit einer Depression sind nicht bewusst depressiv. Sie würden sich nicht so bezeichnen. Stattdessen leiden sie unter zahlreichen körperlichen Beschwerden. Hinter Rückenschmerzen, Magenschmerzen oder Schwindel kann sich eine Depression »verstecken«. In diesen Fällen sprechen Psychologen von einer »larvierten« (= versteckten) Depression. Es ist auch möglich, dass eine Depression nur ein psychisches Symptom von vielen ist. Die Depression kann beispielsweise Teil einer Angst- oder Persönlichkeitsstörung sein. Manche Menschen leiden nur selten in ihrem

Leben an einer Depression, andere immer wieder. Wenn ein geliebter Mensch gestorben, eine Partnerschaft zerbrochen oder ein Lebensabschnitt beendet ist, bekommen viele Menschen – häufig nur vorübergehend – eine Depression. Man spricht auch von einer »reaktiven Depression«, weil diese Gemütslage eine Reaktion auf eine aktuelle Situation ist. Einschneidende Erlebnisse oder Veränderungen im Leben sind eine willkommene Einladung für eine Depression.

Eine besondere Herausforderung im Leben sind z.B. Schwangerschaft und Geburt. Nicht wenige Mütter werden in der Schwangerschaft depressiv oder leiden auch lange nach der Entbindung noch an einer Depression. Hier sprechen Mediziner von einer »postpartalen Depression« (post = lateinisch: »nach«, partus = lateinisch: Geburt). Auch hier ist immer wieder von »Hormonen« die Rede, und viele Informationsbroschüren erwecken den Eindruck, man geriete fast grundlos oder schicksalhaft in eine solche postpartale Depression. Tatsächlich aber entwickelt sich so eine Depression auch infolge vieler Probleme und Konflikte, die sich bearbeiten lassen. So bekommt nicht jede Frau, deren Hormone stark abfallen, automatisch auch eine Depression. Ein Kind zu bekommen, bedeutet immer auch, sich mit der eigenen Kindheit auseinanderzusetzen. Erinnerungen werden wach, die vielleicht gar nicht in Worte gefasst werden können. Vielleicht fühlt sich die Mutter hilflos, weil sie selbst als Baby in den Armen einer hilflosen Mutter gelegen hat, oder sie fühlt sich in ihrem Eigenleben so beschnitten, dass sie sich nur noch als »Mutter« sieht, ohne die Möglichkeit zu erspüren, auch noch ein eigenes Leben führen zu können. Vielleicht wird die eigene Partnerschaft infrage gestellt, sobald das Baby geboren ist, oder die Frau trauert einer alten Liebe nach, mit der sie lieber ein Kind bekommen hätte. Möglicherweise erinnern das Gesicht und der Charakter des Kindes an den eigenen Vater, die eigene Mutter oder die schwierige Großmutter. Frauen, die als Kind sexuell missbraucht wurden, setzen sich jetzt oft erstmals in ihrem Leben bewusst mit diesem Thema auseinander. Ein Kind weckt viele Erinnerungen.

Das Thema der ersten Wochen mit einem Neugeborenen lautet: »Füttern und gefüttert werden, bemuttern und bemuttert werden.« Das ist auch das Thema der Depression. Nach klassischer psychoanalytischer Theorie hängt die Depression eng mit der oralen Phase zusammen (os = lateinisch: Mund). Es geht um Fragen wie: »Wer versorgt mich? Was darf ich mir nehmen? Wo darf ich zubeißen? Ist die Milch, die Nahrung, die Versorgung, die ich erhalte, gut? Wie abhängig bin ich von anderen?« Die Ursachen einer postpartalen Depression sind so verschieden wie die Mütter selbst. Mütter, die das Glück haben, diesen Gründen mit einem einfühlsamen Therapeuten auf die Spur zu kommen, finden oft in einem Maße zu sich selbst, wie es vorher nicht der Fall war. Sie bringen Dinge in Ordnung, die schon länger in Unordnung waren. Sie klären Probleme in der eigenen Familie, sie orientieren sich beruflich um oder beginnen eine Paartherapie. Eine Depression ist immer auch eine Chance. Wer sich mit einfachen Erklärungen »abspeisen« lässt, ist vielleicht anfangs erleichtert, aber möglicherweise bleiben viele Fragen offen, die beantwortet werden wollen.

Eine weitere Sonderform der Depression ist das Burnout-Syndrom. Oder besser gesagt: Das Burnout-Syndrom ist ein Prozess, der in eine Depression mündet. Anfängliches Überengagement im Beruf führt an dem Punkt zur Erschöpfung, an dem die Leistung nicht anerkannt wird. Die Betroffenen versuchen dann, durch ein Mehr an Einsatz dieses »Defizit« zu beheben. Doch wenn die Anerkennung weiterhin ausbleibt (was meistens der Fall ist), stellt sich irgendwann Erschöpfung ein. Die Betroffenen werden sarkastisch und machen Dienst nach Vorschrift. Bald können sie nicht mehr schlafen, beschäftigen sich innerlich nur noch mit ihrer Aufgabe, entwickeln psychosomatische Leiden und fühlen sich schließlich völlig ausgesaugt.

Ein Burnout-Syndrom muss jedoch nicht unbedingt mit dem Beruf zusammenhängen. Auch Menschen, die einen Angehörigen pflegen, deren Ehe in einer Krise steckt oder die arbeitslos sind, können in ihrer scheinbar auswegslosen Lage völlig erschöpft sein. Oftmals ist das Burnout-Syndrom relativ leicht zu behandeln. Eine psychosomatische Kur, eine berufliche Umorientierung oder die Aufnahme des bettlägerigen Angehörigen in ein Heim können die Ursache des Burnouts beheben. Häufig steckt aber auch hier mehr dahinter. Wer generell dazu neigt, sich für andere aufzuopfern, der findet oft erst dauerhaft Erleichterung, wenn er versteht, wie er immer wieder in solche ausbeuterischen Situationen gerät. Vielleicht fällt es ihm schwer, die eigenen Wünsche wahrzunehmen. Er nimmt immer nur die Wünsche der anderen wahr, sodass die anderen so wirken, als wollten sie den Betroffenen ausnehmen und nur Ansprüche an ihn stellen.

Auch eine falsche Berufswahl kann zum Burnout-Syndrom führen. Wer einen Beruf ergriffen hat, der ihm nicht liegt, der muss oft erst in einem langen Prozess herausfinden, was ihm wirklich Spaß machen würde. Bei der Berufswahl folgen viele mehr dem Wunsch der Eltern als dem eigenen. Sie passen sich vielleicht generell so sehr den Wünschen anderer an, dass sie erst wieder in einem langen Weg zu sich zurückfinden müssen. Andere wissen ganz genau, was sie beruflich eigentlich machen möchten, aber sie glauben, der Weg dorthin sei unmöglich. Viele innere und äußere Hindernisse scheinen ihnen den Weg zum Traumberuf zu versperren. Doch wenn diese Menschen eine Psychotherapie machen, öffnet sich oft der Weg zu diesem Beruf. Das Studium kann beendet, die Ausbildung gemacht oder die Doktorarbeit geschrieben werden. Waren vorher scheinbar nur finanzielle Probleme der Hinderungsgrund, so finden sich Möglichkeiten des Geldverdienens, wenn der eigene Berufswunsch klarer wird und innerliche Hindernisse wie z. B. der kritische Blick der Eltern aus dem Weg geräumt sind.

Angststörung

Ist es Ihnen auch schon einmal passiert, dass Sie durch einen langen Tunnel gefahren sind und auf einmal großes Unbehagen verspürten? Oder haben Sie schon einmal in einer Konferenz gesessen und plötzlich begonnen, zu schwitzen und zu zittern? Wahrscheinlich wussten Sie gar nicht, was los ist. Möglicherweise konnten Sie das Ende kaum abwarten und wollten nur raus aus der Situation.

Wer eine Angststörung hat, dem geht es fast ständig so. Für einen Menschen mit einer Angststörung ist die Furcht vor konkreten Dingen die reinste Erholung. Angst engt ein, sie ist vage und unbestimmt. Angst ist das diffuse Gefühl, allein, bedroht und unverstanden zu sein. Sie schnürt die Brust ein und nimmt dem Betroffenen die Luft zum Atmen. Sie jagt die Herzfrequenz in die Höhe und führt im Kopf zu Schwindelgefühlen. Fragt jemand den Betroffenen: »Was hast Du?«, so kann der oft nur antworten: »Ich weiß nicht. Mir ist ganz komisch.«

Furcht hingegen ist konkret. Sie ist auf etwas Bestimmtes gerichtet. Sie ist fassbar, verständlich und abbaubar. Wer sich vor dem Löwen fürchtet, der sieht einfach zu, dass er die Höhle des Löwen nicht betritt. Außerdem kann jeder verstehen, warum man sich vor einem Löwen fürchten müsste. Bei einer Angststörung verstehen weder Außenstehende noch der Betroffene selbst, warum nun ein so großes Angstgefühl vorhanden ist. Der Betroffene fühlt sich seinen Angstgefühlen völlig ausgeliefert. Die Angst »überkommt« ihn, sodass bald die »Angst vor der Angst« oder genauer: die Angst vor sich selbst da ist. Das Gefühl, Steuermann im eigenen Boot zu sein, ist nicht mehr vorhanden.

Bei einer »Phobie« ist die Angst auf etwas Bestimmtes gerichtet. Bezieht sie sich auf äußere Dinge, geht es den Patienten manchmal noch verhältnismäßig gut – er kann seine Angstquelle umgehen, solange sich die Phobie nicht gerade auf das Essen oder auf andere Dinge bezieht, von denen man täglich abhängig ist. Richtet sich die Phobie auf »innere Gefahren«, fühlt sich der Patient meistens weitaus schlechter: Wer eine Herzphobie hat, der kann vor sich selbst nicht wegrennen. Die Angst, das eigene Herz könne plötzlich einfach stehen bleiben, lässt sich nicht umgehen.

Unsere Gesellschaft unterstützt die Entwicklung von Ängsten: Vieles wird unkontrollierbarer und unübersichtlicher. Grenzen und Verbindungen lösen sich auf. Telefone haben Hörer ohne Kabel. Im Zug lassen sich die Fenster nicht mehr öffnen. Der Intercity scheint zu schweben, haltgebende Schwellen in den Gleisen werden nicht mehr gespürt, Ruckeln und Rattern entfallen. Wer im Aufzug auf einen Knopf drückt, kann bei den glatten Flächen nie sicher sein, ob die Taste nun gedrückt ist oder nicht. In der Straßenbahn sitzt der Fahrer hinter dicken Glasscheiben – ein nettes Schwätzchen mit ihm ist so nicht möglich. Auch die Vorstellung, den Fahrer gegebenenfalls darum zu bitten, anzuhalten, scheint illusorisch. Es gleitet uns vieles aus der Hand – und das macht Angst.

Die Selbstgespräche, die ein Angstbetroffener führt, sind ziemlich hart: »Reiß Dich zusammen«, sagt er sich, oder: »Stell Dich nicht so an, Du bist doch kein Kind mehr.« Doch das bringt nicht weiter. Wie einen Regenschauer muss der Betroffene seine Angst durchstehen und abwarten, bis sie irgendwann wenigstens etwas abflaut. Viele Angstpatienten fühlen sich gänzlich »anormal«, wenn Experten sagen, dass jeder Angstanfall nach einer halben Stunde wieder abflaut. Ja, etwas zurück geht die Angst schon. Aber dennoch gibt es Angstpatienten, die fast ständig ihre Angst spüren und die sich wünschten, dass nun endlich einmal ganz Ruhe sei – wenigstens für ein paar Stunden. Viele Betroffene finden erst spät am Abend Ruhe, wenn sie erschöpft einschlafen.

Manchmal muss man der Angst nachgeben und sich eine Weile zurückziehen. An anderen Tagen hat man wieder die Kraft, der Angst aktiv zu begegnen und sich eben nicht vor bestimmten Situationen zu drücken. Die sogenannte »frei flottierende Angst« kommt bei verschiedenen psychischen

Erkrankungen vor. Beispielsweise ist die Borderline-Störung oft mit solch diffusen Ängsten verbunden. Schlaflosigkeit und ein Reizdarmsyndrom können Teil der Störung sein. Zudem kann die Angst zu Depressionen führen: Wer sich kaum noch aus dem Haus traut, der vernachlässigt seine persönlichen Kontakte und erlebt weniger Situationen, die auch Freude bereiten. So geben sich Ängste und Depressionen fast unbemerkt die Hand.

Während einer Angstattacke scheint man nur noch aus Angst zu bestehen. Andere Gefühle werden nicht mehr wahrgenommen. Manchmal ist das Schwächegefühl während einer Angstattacke die Abwehr einer ungeheuren Stärke, nämlich der Wut. Unbemerkter Neid, unbewusste Eifersucht oder Gedanken an frühere Traumata können zu einer Angstattacke führen. Aber auch Glücksgefühle, Liebe und Zuneigung können Angst machen, wenn man zum Beispiel so aufwuchs, dass es einem nicht »zu gut« gehen durfte. In der psychoanalytischen Therapie wird der Betroffene diese Gefühle in Ruhe und zusammen mit dem Therapeuten angucken können und verstehen lernen. Die Gefühlswelt erweitert sich. An die Stelle der unbestimmten Angst treten nun die Gefühle, die hinter der Angst stecken.

Was am Ende vielleicht die größte Freude bereitet, ist das Gefühl, dass das Eigene wieder spürbar wird. Es ist vielleicht nicht angenehm, wütend und eifersüchtig zu sein, aber es ist der eigene Ärger und die eigene Eifersucht, die unverkennbar zu einem selbst gehören. Dieses Gespür für sich selbst, das so vielen Patienten mit einer psychischen Störung abhanden gekommen ist, führt oft endlich zu dem Gefühl, wieder selbst zu leben.

Die Angst ums Herz

»Mein Herz!« Es gibt Beschwerden, die einem Herzinfarkt so sehr ähneln, dass Arzt und Patient zunächst überzeugt sind, dass es sich wirklich um einen Herzinfarkt handelt: Brustschmerzen, die in den linken Arm ausstrahlen, Atemnot und Todesangst gehören dazu. Doch auch wiederholte körperliche Untersuchungen ergeben keinen krankhaften Befund. Die psychologische Diagnose allerdings hat viele Namen – »Herzneurose«, »Herzphobie«, »Herzangststörung« oder »Herzsyndrom« sind die Bezeichnungen für eine Angst ums Herz, die so manchen verzweifeln lässt. Auch, wer bereits gelernt hat, dass es sich nur um eine Angst handelt und dass das Herz nicht unmittelbar in Gefahr ist, der denkt dennoch bei jeder Panikattacke, dass diesmal wirklich das letzte Stündlein geschlagen hat. »Das war's jetzt wirklich. Wenn es bisher nichts war, dann eben jetzt«, so die Befürchtung. Anders als bei einer anderen Phobie, z.B. einer Spinnenphobie, kann man bei einer Herzphobie nicht vor dem Angstauslöser davonlaufen. Es gibt keine Möglichkeit, das eigene Herz zu meiden. Es ist immer da, und die Möglichkeiten, es zu kontrollieren, sind begrenzt.

Meistens sind es junge Männer, die von der Herzneurose betroffen sind (Bräutigam et al. 1996). Manchmal leiden sie zusätzlich unter weiteren körperbezogenen Ängsten und neigen dazu, insgesamt hypochondrisch zu sein. Die Krux mit der Herzangstneurose besteht darin, dass Arzt und Patient in einen Aktionismus verfallen können, bei dem immer mehr Untersuchungen aufgefahren werden. Im schlimmsten Fall werden alle technischen medizinischen Diagnoseverfahren ausgereizt. Das Problem dabei ist: Wer so genau hinschaut, der wird auch irgendwann etwas finden. Wenn Sie jetzt einen Urintest machen, werden Sie vielleicht weiße Blutkörperchen darin feststellen, obwohl Sie keine Beschwerden haben. In ein paar Tagen werden die weißen Blutkörperchen, die auf eine Entzündung hinweisen, wahrscheinlich wieder verschwunden sein. Aber Sorgen haben Sie sich dennoch gemacht. Wenn Sie mit einer Lupe Ihre Haut betrachten, machen Sie sich vielleicht Sorgen um das eine oder andere Muttermal oder Sie entdecken Schrammen, die Sie vorher nicht gesehen haben. Mit anderen

Worten: Moderne Diagnoseverfahren, so segensreich sie sind, decken kleinste krankhafte Veränderungen auf, von denen man vorher nichts wusste und die der Körper mühelos auch wieder selbst beseitigen kann.

Es kann sich glücklich schätzen, wer einen Arzt hat, der weiß, wann er mit seinen körperlichen Untersuchungen aufhören sollte. Denn jeder Zufallsbefund verunsichert den Patienten zutiefst. Es beginnt eine Odyssee vom Kardiologen (Facharzt für Herzerkrankungen) zum Radiologen (Facharzt für Röntgenologie) hin zum Endokrinologen (Spezialist für Hormonerkrankungen) – doch die wahren Ängste des Patienten bleiben im Verborgenen. Es ist ein Glück, wenn der Patient auf einen Arzt trifft, der ihn rundum ernst nimmt und ihm sagt: »Das Herz ist gesund. Aber dennoch sind Sie krank. Ihre Seele zeigt Ihnen, dass etwas nicht in Ordnung ist. Sie leiden an einer Herzneurose. Psychotherapeutische Gespräche können dazu beitragen, dass sich Ihr Herz wieder frei anfühlt.«

Jeder Herzangstneurotiker leidet unter seinen speziellen Beschwerden. Viele Betroffene haben einfach Angst, das Herz könnte stehenbleiben. Andere sind sich sicher, irgendwann einen Herztod zu sterben. Die »A-Typen« unter den Herzneurotikern sind passiv, klammern sich an den Arzt und neigen zu Depressionen. Die »B-Typen« gehen proaktiv ihre Angst an. Sie quälen sich im Fitnessstudio, sind braungebrannt und haben kein Gramm Fett zu viel an ihrem Körper. Wenn Herzneurotiker beim Arzt sind, lassen sie sich von ihm zwar zunächst beruhigen, doch schon wenige Stunden später sind die Zweifel wieder da: »Hat der Arzt nicht doch etwas übersehen?«, fragt sich der Patient. Wenn Beruhigung nur von kurzer Dauer ist, macht sich an dieser Stelle die Versuchung breit, zu Beruhigungsmitteln zu greifen. Aber die helfen nicht, denn was wirklich beunruhigt, ist eine Sorge, die »hinter dem Herz« liegt.

Fragt man den Patienten, welche Bedeutung das Herz für ihn hat, kommt man manchmal schon ein Stückchen weiter.

Beginnt er eine psychoanalytische Therapie, wird vielleicht deutlich, dass der Betroffene einen Konflikt mit sich herumträgt, bei dem es um das Thema »Hass und Liebe« geht. Möglicherweise gibt es Probleme in der Partnerschaft, denen sich der Betroffene noch nicht getraut hat, ins Gesicht zu schauen. Durch die Anwesenheit eines Therapeuten wird die Angst, die Wahrheit zu sehen, abgemildert. Er neutralisiert gewissermaßen die Befürchtungen und Gefühlsstürme, die den Betroffenen im Alleingang überfordern würden.

Auch Probleme am Arbeitsplatz können die Ursache für eine Herzangstneurose sein, ebenso wie Schuldgefühle, die eventuell noch aus frühester Kindheit herrühren. Vielleicht ist ein Geschwister am Herztod gestorben, und nun lebt der Herzangstneurotiker in der Angst, ihm könnte dasselbe passieren. Diese Angst lindert jedoch immer auch ein wenig das Schuldgefühl. Unbewusst fühlen sich überlebende Geschwister manchmal schuldig dafür, dass sie leben dürfen und der Bruder/die Schwester nicht. Auch möglich ist, dass die Betroffenen ihre Trauer verdrängen mussten. Vielleicht durften sie in ihrer Familie nie Trauer zeigen. Keiner kann somit erkennen, dass das Herz des Betroffenen fast »gebrochen« ist. Erst, wenn das Herz einen Platz bekommt und Gefühle wie Trauer oder Liebe reflektiert werden können, geht die Angst um dieses lebenswichtige Organ zurück.

Zwangsstörung

»Moment, ich schau noch mal eben, ob der Herd aus ist.« Kennen Sie das? Es kann durchaus vernünftig sein, nochmals nach dem Herd zu schauen – vor allem, wenn kleine Kinder im Haus sind, die ihn unbemerkt anstellen können. Vielleicht ist es eine kleine Marotte, die einem anhaftet. Daraus kann aber auch eine zwanghafte Handlung entstehen, die einen daran hindert, pünktlich zur Arbeit zu kommen. Spätestens dann haben wir es mit einer echten Zwangsstörung zu tun.

Immer, wenn man selbst beginnt, unter seiner »Marotte« zu leiden, ist das ein Zeichen dafür, dass die kleine »Macke« zu einer echten behindernden Störung wird. Häufig laufen die Zwänge auch nur in Gedanken ab. Manche müssen alles zählen, andere müssen bestimmte Sätze wiederholen, wieder andere beschäftigen sich zwanghaft mit bestimmten Themen, beispielsweise mit dem Essen.

Zwanghafte Menschen leiden an ihrem magischen Denken. Magisches Denken zeichnet sich dadurch aus, dass man Dinge, die eigentlich getrennt voneinander sind, gedanklich zusammenbringt. Zum Beispiel sagen wir: »Ich hatte noch nie einen Autounfall – klopf auf Holz!« Manchmal befürchten wir, ein Unglück heraufzubeschwören, indem wir darüber reden. Das Klopfen auf Holz soll dann das Böse wieder abwenden.

Magisches Denken hilft uns, genau da ein Gefühl von Kontrolle zu erhalten, wo wir in Wirklichkeit nur wenig Kontrolle haben. Die Mutter eines befreundeten Kollegen zündete immer ein Kerzchen an, wenn er eine Prüfung ablegen musste. Sie konnte dem Sohn zwar nicht wirklich helfen, aber einfach die Hände in den Schoß legen wollte sie auch nicht. Dadurch, dass sie eine Kerze anzündete, konnte sie aktiv sein. Das half ihr. Allerdings nicht dem Sohn – er fiel überdurchschnittlich oft durch seine Prüfungen.

Aus klassischer psychoanalytischer Sicht hängt die Zwangsstörung mit der analen Phase des kleinen Kindes zusammen. Wann immer sich bei einem Kind überdurchschnittlich große Probleme in der analen Phase ergeben, kann daraus eine Zwangsneurose entstehen, so die Theorie. In der analen Phase finden die Kinder ihre Grenze. Im Alter von zwei bis drei Jahren werden sie sauber und lernen, bewusst etwas von sich herzugeben oder zu behalten. Sie erlangen die Kontrolle über sich selbst. Diese Tatsache macht selbstbewusst und verleiht dem Kind ein Gefühl von »Macht«. Wenn dem Kind in dieser Phase zu viele Grenzen gesetzt werden oder wenn es zu oft auf das Töpfchen gezwungen wird, ergeben sich daraus erbitterte Machtkämpfe zwischen dem Kind und den

Eltern. Das Kind wird trotzig und möchte gefälligst selbst entscheiden, wann es aufs »Thrönchen« geht und sein »großes Geschäft« macht. Aus diesem Kampf können bei kleinen Kindern sogar schwerwiegende Verstopfungen entstehen. Dieser Machtkampf kann sich bis in das Erwachsenenalter weiterentwickeln – auch, wenn sich natürlich die Situationen ändern. Eltern, die ihr Kind zu sehr lenken wollen, die ihm zu viele Grenzen setzen, zu viel verbieten und ihm zu wenig Freiräume lassen, bahnen den Weg zur Zwangsstörung.

Ein zwangsgestörter Mensch fühlt sich oft hilflos und wehrlos einer »höheren Macht« oder einer Autorität ausgeliefert. Vordergründig gehorcht er der Autorität und passt sich ihr aus Angst an. Doch innerlich brodelt es. Wir alle kennen das vielleicht aus dem Berufsleben: Wenn wir einen cholerischen, strengen Chef haben, den wir nicht verärgern möchten, müssen wir uns ihm vielleicht öfter unterordnen, als uns lieb ist. Wir fürchten um unseren Arbeitsplatz, wenn wir nicht »gehorchen«. Doch auf Dauer können wir nicht immer den Kürzeren ziehen. Auch unsere Bedürfnisse wollen einmal erfüllt werden. Bleibt uns scheinbar also nur der Weg, diesen Chef, mit dem man nicht reden kann, zu »bescheißen« – wir melden uns mit einer Magen-Darm-Grippe krank, obwohl wir gesund sind. Nur so können wir selbst auch einmal zu unserem Recht kommen. Menschen mit einer Zwangsstörung geraten häufiger in solche Situationen als andere Menschen. Zwar können wir uns unsere Vorgesetzten nicht immer aussuchen, doch zwangsgestörte Menschen empfinden andere, z.B. ihre Chefs, öfter als »übermächtig«, als Menschen ohne Zwangsstörung es tun würden.

Sich ausgeliefert zu fühlen, ist für viele Zwangskranke das Schlimmste, was sie sich vorstellen können. Sie möchten sich nie wieder so hilflos fühlen wie bei den eigenen Eltern. Rituale auszuführen, gibt dem Betroffenen zunächst das Gefühl, etwas in der Hand zu haben, mit dem er dem Ohnmachtsgefühl entfliehen kann. Doch der Drang, Rituale auszuführen oder bestimmte Dinge zu denken, wird irgendwann zur Bedrohung. Man verliert selbst die Kontrolle über die Zwänge und »muss« sie ausführen – so meint man jedenfalls. Und so beißt sich die Katze in den Schwanz. Man steckt mitten in den Zwängen. Die Zwänge werden als »ich-fremd« erlebt. Man merkt, dass sie nicht mit dem eigenen Wollen übereinstimmen. Der Leidensdruck kann enorm werden – egal, ob es sich um Grübeln, um Putz- oder Waschzwänge handelt: Wenn der Betroffene seinen Zwängen nicht nachkommen kann, entsteht große Angst.

Zwanghafte Menschen büßen oft an Vitalität und Flexibilität ein. Wie der Tausendfüßler Hieronymus aus der Sendung *Biene Maja* fragen sie sich ängstlich, welchen Schritt sie zuerst gehen sollen. Sie zögern ständig und manchmal kommen sie überhaupt nicht in Gang. Berufliche Planungen und Entwicklungen im Privatleben können bei der Zwangskrankheit zum Stillstand kommen – anstehende Veränderungen werden nicht angegangen. Stattdessen lässt man sich auf eine »Zwangspause« ein. Das Gewissen zwanghafter Menschen kann so streng sein, dass sie sich alle Freuden des Lebens vorenthalten. So wird natürlich auch jede Entscheidung zur Hürde. Zwanghafte Menschen lieben äußere Strukturen. Und so können Gesetze manchmal wichtiger werden als »Liebe und spontane Menschlichkeit«, wie es der Tiefenpsychologe Siegfried Elhardt ausdrückt (Elhardt 2001).

Eine Zwangsstörung kann also zu erheblichem Leid führen; doch auch, wenn dieses Leid noch so groß ist, haben die Zwänge ihren Sinn. Sie sind »Symptome«, die unbedingt gebraucht werden. Ursprüngliche Ängste, Gedanken und Gefühle haben somit keinen Platz mehr im Bewusstsein. Ursprüngliches wird verdrängt, und je weiter es verdrängt wird, desto mehr beginnt es unter der Oberfläche zu brodeln und umso mehr muss der Zwangskranke seine Zwänge verstärken, damit das Verdrängte verdrängt bleibt. Entlastet wird der Betroffene oft dadurch, dass in der Therapie Schuldgefühle abgebaut werden.

Zwanghafte Menschen »denken«, anstatt zu fühlen. In der

psychoanalytischen Therapie macht man sich an die Arbeit, diese verschütt gegangenen Gefühle, Ängste und Sorgen wieder aufzuspüren. Dabei wird oft deutlich, dass dem Patienten in seiner Kindheit eine Menge Gewalt widerfahren ist. Es ist nicht selten, dass Patienten mit Wasch- und Hygienezwängen ihre Schuldgefühle »von sich waschen« wollen, weil sie z. B. sexuellen Missbrauch erlebt haben. Dieses Gefühl, auch als Erwachsene noch »beschmutzt« oder »unrein« zu sein, ist zur Zeit Forschungsgegenstand am Institut für Psychologie der Universität Frankfurt. Hier erproben Institutsleiter Professor Ulrich Stangier und seine Mitarbeiter ein neues Behandlungskonzept, mithilfe dessen das Gefühl des Beschmutztseins reduziert werden soll (www.studie.uni-frankfurt.de). Menschen, die als Kind sexuellem Missbrauch ausgesetzt waren, leben oft lange mit ihrem Geheimnis alleine. In der Therapie zeigt sich dann, wie schuldig sie sich fühlen für das, was passiert ist. Dabei sind sie selbst das Opfer. Das Schuldgefühl entsteht jedoch unter anderem dadurch, dass kleine Kinder selbst »verführerisch« sein können. Das ist auch gesund und richtig so – sie entdecken sich selbst und ihre Lust. Es ist dann aber Aufgabe der Eltern, den Kindern Grenzen zu setzen und ihnen ihre Privatsphäre zu lassen.

Manche Kinder, die ansonsten nicht viel Aufmerksamkeit von ihren Eltern bekommen, »freuen« sich darüber, wenn sie »wenigstens« sexuelle Zuwendung zu erhalten. Sie suchen unter Umständen von sich aus die erregende Situation mit dem Erwachsenen wiederholt auf. Die furchtbaren seelischen Nöte, die damit verbunden sind, zeigen sich oft erst nach der Missbrauchssituation. Doch die Kinder haben daran natürlich keine Schuld. Es liegt am Erwachsenen, die Grenze einzuhalten, und wenn er sie nicht einhält, ist er verantwortlich für das, was passiert. Dennoch leidet das Opfer furchtbar unter Schuldgefühlen. Mit dem Waschzwang oder anderen Zwängen möchten sich die Betroffenen von ihrer Vergangenheit befreien. Wenn in der Therapie die schrecklichen Kindheitserlebnisse endlich zur Sprache kommen und wenn sich die Schuldgefühle im Laufe der Zeit verringern, lassen die Zwänge häufig nach. Wichtig ist es, die Symbolik zu verstehen und die Vergangenheit zu klären. So können Zwänge oft nachlassen, ohne dass verhaltenstherapeutische Maßnahmen notwendig sind.

Hysterische Neurose

»Du bist ja hysterisch!«, schreit der Ehemann seine Frau an. »Na wenn schon, dann bin ich es halt!«, kreischt sie zurück. Zwar fragt man sich so manches Mal, wer von Zweien nun hysterisch ist, aber in der Regel wird die Hysterie der Frau zugeordnet. Männer behalten – nach eigenen Aussagen – den Überblick und bleiben stets rational. Doch es gibt durchaus hysterische Männer.

Das Wort »Hysterie« hat seinen Ursprung im Griechischen (»hystera« = »Gebärmutter«). Wir verbinden damit heute die »hysterische Frau«, die maßlos übertreibt, unzählige Tränen vergießt und »Theater macht«. Um Patienten mit einer »hysterischen Neurose« nicht zu stigmatisieren, wurde der Begriff »histrionische Neurose« bzw. »histrionische Persönlichkeitsstörung« eingeführt – tatsächlich ist aber damit immer noch ganz simpel die »Hysterie« gemeint.

Wir alle kennen die Bilder von kreischenden Teenies, die auf Popkonzerten in Ohnmacht fallen. Meistens handelt es sich dabei um Mädchen. Man könnte auch an feurige Südländerinnen denken, die mit Tellern nach ihren Männern schmeißen. Allen Bildern ist gemeinsam, dass man die hysterische Frau nicht so recht ernst nehmen möchte und dass man sich fragt, wo die »echten Gefühle« liegen.

Nach klassischer psychoanalytischer Theorie sind die Ursachen einer hysterischen Neurose in der Kindheit zu suchen, und zwar im Alter von vier bis sechs Jahren. In dieser Zeit befindet sich das Kind in der »ödipalen Phase«, auch »phallische Phase« genannt. Die Kinder setzen sich in dieser Zeit intensiv mit dem eigenen Geschlecht auseinander. Sie träumen vom Heiraten und Kinderkriegen und sind zudem äußerst interessiert am anderen Geschlecht. Die Jungen himmeln die Mutter an, die Mädchen »flirten« mit dem Vater. Man hört die Mädchen sagen, sie wollten später den Vater heiraten. Die Jungen sehen sich als Bräutigam der Mutter, so wie es in Ovids Sage von *Ödipus* passiert: Ödipus verliebt sich in die eigene Mutter und tötet seinen Vater, ohne es zu wissen. So sehr Kinder in der ödipalen Phase den gegengeschlechtlichen Elternteil anbeten, so sehr rivalisieren sie mit dem gleichgeschlechtlichen Elternteil. Die Jungen wollen ihren Vater »bekämpfen« und die Mädchen ihre Mutter. Sie können es nur schwer ertragen, wenn Mutter und Vater im Gespräch vertieft sind oder für sich sein wollen. Doch wenn alles gut geht, stellen sie fest: Vater und Mutter gehören zusammen. Die Schlafzimmertür bleibt verschlossen und das Kind bleibt draußen. An dieser Grenze zum Elternpaar kann das Kind wachsen. Diese Grenze verhilft dem Kind zu einer eigenen Identität.

Natürlich schmerzt es das Kind, wenn es feststellt, dass die Eltern ihren eigenen Raum haben, in dem es nichts zu suchen hat. Aber gleichzeitig stellt es auch erleichtert fest, dass es – bildlich gesprochen – vor der verschlossenen Schlafzimmertür tun und lassen kann, was es will. Das Kind hat den Raum, sich frei zu entwickeln, und wird nicht von Inzest bedroht. Es darf als Mädchen hübsche Röcke tragen und kann sich sicher sein, dass der Vater darauf eben nur in väterlich-anerkennender Weise eingeht. Sexuelles bleibt außen vor. Diese Sicherheit macht es dem Mädchen möglich, ganz angstfrei Mädchen zu sein. Die Jungen können in Ruhe »den kleinen Mann« in sich entdecken, ohne sich vor Grenzüberschreitungen der Eltern fürchten zu müssen. Die Partnerschaft der Eltern ist stabil genug, dass der Junge nicht Partnerersatz für die Mutter und das Mädchen nicht Partnerersatz für den Vater sein muss. Die Kinder finden in solch einem geschützten Umfeld ihre eigene Geschlechtsidentität.

Mit der Zeit gibt das Kind den Wunsch auf, den Vater bzw. die Mutter zu heiraten. Stattdessen identifiziert es sich mit dem gleichgeschlechtlichen Elternteil: Es will werden wie die Mutter bzw. wie der Vater. Das Mädchen schminkt sich, der Junge »rasiert« sich und alles kommt in beste Ordnung. Werden die Kinder sieben Jahre alt, so treten sie in eine »Latenzphase« ein, in der sie sich nicht mehr ganz so intensiv für Partnerschaft und Sexualität interessieren. Das erneute Interesse wird erst wieder in der Pubertät geweckt.

Natürlich verläuft die ödipale Phase in der Realität nicht so einfach und typisch wie hier beschrieben. Familien sind immer komplexe Gebilde, und jedes Kind entwickelt sich in seiner eigenen Art. Was hier so plastisch und vereinfacht dargestellt ist, ist in Wirklichkeit ein langer und komplizierter psychischer Entwicklungsprozess, in dem nie alles perfekt ablaufen kann. In dieser Entwicklung kann es viele Hindernisse und Stolpersteine geben.

Mit zu den schlimmsten »Stolpersteinen« zählt wohl der sexuelle Missbrauch. Ein gesunder Vater und eine gesunde Mutter haben die natürliche »Stärke«, dem sexuellen Interesse des Kindes zu »widerstehen«. Sie setzen dem Kind immer wieder natürliche Grenzen, indem sie es auskitzeln, mit ihm toben und lachen und so mögliche sexuelle Spannungen aus den Situationen nehmen. Problematisch wird es immer dann, wenn ein Elternteil selbst sexuelle Erregung im Zusammensein mit dem Kind verspürt und diese aufrecht erhält. Wenn der Erwachsene selbst sexuellen Lustgewinn oder Befriedigung aus dem Zusammensein mit dem Kind zieht, kann man von sexuellem Missbrauch sprechen. Die Definition des sexuellen Missbrauchs ist schwammig. Manchmal reichen schon wiederholt erregte Blicke oder Bemerkungen der Eltern, um von Missbrauch sprechen zu können. Allein eine sexualisierte Atmosphäre kann bedrückend auf das Kind wirken. Kommt es zu Berührungen, sexuellen Handlungen oder gar Geschlechtsverkehr, liegt der sexuelle Missbrauch eindeutig auf der Hand.

Wenn die Kinder erwachsen sind und über ihre Vergangenheit nachdenken können, sind sie häufig selbst dazu in der Lage, Vergangenes einzuschätzen; aber sie sind es nicht immer. Viele Erwachsene sind in Bezug auf ihre Vergangenheit verwirrt. Wie sollen sie also ihre jetzigen Gefühle und Gedanken einordnen? Wie ernst sollen sie sich selbst nehmen? Wie »wahr« sind ihre Gefühle und Erinnerungen?

Einige missbrauchte Kinder würden sich selbst nicht als missbraucht bezeichnen. Missbrauchte Kinder haben jedoch immer ein schweres Schicksal. Kinder, die missbraucht werden, werden als Person nicht geachtet. Ein Kind jedoch, das nicht geachtet wurde, kann sich oft selbst als Erwachsener nicht achten. Die eigene Partnersuche gestaltet sich meist sehr kompliziert – viele missbrauchte Kinder leiden auch als Erwachsene unter dauerhafter Beziehungslosigkeit, Misstrauen und Einsamkeit.

Hysterisches Verhalten spiegelt oft die Unsicherheit des Betroffenen wider. Das eigene Befinden soll überspielt und gleichzeitig doch auch übertrieben stark zum Ausdruck gebracht werden. »Was ist nun echt?«, fragt sich der Beobachter – ebenso wie der Betroffene selbst.

Wenn ein Kind etwas äußert und bei seinen Eltern kein Gehör findet, muss es seine Belange noch deutlicher darstellen. Wie bei schwerhörigen Großeltern muss es laut sagen bzw. übertrieben vorbringen, was es denkt, fühlt oder will. Wenn sich ein Kind wehtut, erwartet es angemessenen Trost. Wenn die Eltern sich stattdessen über seinen Schmerz lustig machen, dann wird es lauter schreien, um seinen Schmerz zu unterstreichen. Solch ein Kind hat das Gefühl, dass es ganz viel Aufhebens um seine Belange machen muss, um von den Eltern gehört zu werden. Gleichzeitig fragt es sich, wie ernst es sich selbst nehmen kann.

Wenn diese Kinder erwachsen werden, haben sie immer noch die Vorstellung, dass einfache Äußerungen nicht reichen. Wenn sie sich bemerkbar machen möchten, dann müssen sie die doppelte Dramatik aufwenden, um ernst genommen zu werden – das glauben sie jedenfalls. Oft erreichen sie damit das Gegenteil.

Weil die Betroffenen jedoch verunsichert sind und keine Worte für ihre Gefühle finden, verlagern sie ihre Probleme nicht selten in ihren Körper. Menschen, die an einer hysterischen Neurose leiden, neigen zu Ohnmachtsanfällen, Kribbeln und Taubheitsgefühlen in Armen und Beinen, zu Seh- und Hörstörungen, zu Schwindel oder Hyperventilation. Sie haben das Gefühl, dass ihre Sinnesorgane beeinträchtigt sind. Der Körper spricht eine symbolische Sprache. Durch die körperlichen Symptome wollen die Patienten darauf aufmerksam machen, dass mit ihnen oder mit ihrer Vergangenheit etwas nicht stimmt. Sie wollen vielleicht Zuneigung oder sexuelle Wünsche verdeutlichen, haben aber Angst vor ihren eigenen Regungen. Sie verbieten sie sich und leiden stattdessen an körperlichen Symptomen. Psychologen sprechen in solchen Fällen von einer »Konversionsstörung«: Anstatt einer psychischen Regung zeigt der Betroffene ein körperliches Symptom.

Ein besonders prägnantes Konversionssymptom ist der »Arc de Cercle«: ein Ohnmachtsanfall, bei dem sich der Patient zu einem Bogen »verkrampft«. Dieser Anfall erinnert an einen epileptischen Anfall – oder eben auch an einen Orgasmus. Doch anstatt die eigene Erregung bewusst zu empfinden oder in ruhigere Bahnen zu führen, stellt der Patient sein Problemthema körperlich und für alle sichtbar dar. Das kann immer wieder eindrucksvoll sein: Manche Patienten erleiden z. B. eine »Seelenblindheit«. Sie sind »blind«, obwohl die Sinnesorgane einwandfrei funktionieren. Symbolisch gesprochen wollen sie ihr Problem nicht ansehen. Dasselbe kann für den Tinnitus gelten, der auch ein Konversionssymptom sein kann. Die Betroffenen wollen etwas nicht hören oder sie fühlen sich in Alarmbereitschaft.

Menschen mit einer hysterischen Störung sind nicht gerade Freunde der Klarheit. Sie legen sich nicht gerne fest – weder auf eine Partnerschaft, auf einen Termin, einen Vertrag noch auf ihr eigenes Geschlecht. Möchte man sie mit ihren Schwächen konfrontieren, so haben sie viele Entschuldigungen parat. Sie erzählen von spannenden Begebenheiten und dichten gerne noch etwas hinzu. Hysterische Menschen wirken oft »schillernd«. Sie sind im täglichen Leben fantastische Schauspieler, denn sie können sich leicht in die Rolle eines anderen hineinversetzen. Die Hysterie wird auch als »Clown unter den Neurosen« bezeichnet; die Patienten leiden unter vielen verschiedenen Symptomen, die leicht wechseln können.

Wenn die Betroffenen durch die Wirklichkeit gezwungen werden, sich mit ihren tieferen Gefühlen auseinanderzusetzen, sind sie oft überfordert und ihr einziger Ausweg ist eine Krankheit – beispielsweise ein »Nervenzusammenbruch«. Häufig müssen die Patienten bei ihren Ärzten darum kämpfen, ernst genommen zu werden. Sie können vom Glück reden, wenn sie auf einen Arzt mit psychotherapeutischen Kenntnissen treffen, der die Zusammenhänge versteht und weiß, dass es dem Patienten wirklich nicht gut geht.

Eine psychoanalytische Therapie kann dabei helfen, den »Nebel« zu lichten und mehr Klarheit und Sicherheit in die eigene Gefühlswelt zu bringen. In der Beziehung zum Therapeuten können die speziellen Probleme der Hysterie inszeniert und bearbeitet werden. Da es bei der hysterischen Neurose häufig um die eigene Geschlechtsidentität, den Kampf mit dem gleichgeschlechtlichen Elternteil und die Sehnsucht nach Anerkennung durch den gegengeschlechtlichen Elternteil geht, spielt das Geschlecht des Therapeuten hier auch noch eine besondere Rolle. Es macht natürlich einen Unterschied, ob eine in der Kindheit missbrauchte Patientin zu einem Therapeuten oder einer Therapeutin geht. Patientinnen, die ständig in Konkurrenz zu anderen Frauen stehen, werden bei einer Therapeutin andere Erfahrungen machen als bei einem Therapeuten. Ebenso ergeht es dem »Frauenheld-Patienten«, der sich nicht glücklich verlieben kann, wahrscheinlich bei einer Therapeutin anders als bei einem Therapeuten. Bei der Suche nach dem passenden Psychoanalytiker ist es immer wichtig, darauf zu achten, ob man sich lieber einer Therapeutin oder einem Therapeuten anvertrauen möchte. Die perfekte Entscheidung gibt es nicht – jede therapeutische Beziehung hat ihre eigenen Vor- und Nachteile.

Persönlichkeitsstörungen

Persönlichkeitsstörung – was ist das?

»Persönlichkeitsstörung« ist zunächst einmal ein Unwort. Es klingt überheblich, es stigmatisiert die Betroffenen, es klingt nach Hoffnungslosigkeit und Bösartigkeit. Wenn wir hören, jemand sei »persönlichkeitsgestört«, denken wir an Amokläufer, an Sexualverbrecher, an gruselige Krimi-Gestalten, an Verwirrte oder an Menschen, die sich selbst verletzen. Kurzum: Niemand möchte wohl »persönlichkeitsgestört« sein; dabei wird diese Diagnose recht häufig gestellt.

Die Persönlichkeit ist das, was jeden Menschen auszeichnet. Wenn wir einen Menschen kennen, dann wissen wir, wie er durchschnittlich gelaunt ist, wie er in angespannten Situationen reagiert oder ob er einen guten Humor hat. Zwar gibt es eine gewisse Spannbreite, innerhalb derer jeder Mensch sein Verhalten variiert, aber über eine längere Zeit hinweg ergibt sich doch ein konstantes Bild. Auch befinden wir uns in einer relativ konstanten Gefühlslage. Zwar erleben wir immer wieder einmal größeres Glück oder Unglück, doch im Alltag leben wir mit einem durchschnittlichen Gefühl, das entweder in Richtung Wohlbefinden oder, bei psychischen Problemen, in Richtung Unwohlsein geht.

Die Persönlichkeit reift ein Leben lang – aber die Grundlage wird vor allem in den ersten Lebensjahren gebildet. Bevor wir sprechen können, ist die Kommunikation ohne Worte diejenige, die tiefe Spuren hinterlässt – gute wie schlechte. Wir haben in Erinnerung, wie wir als Kinder angesehen wurden, wie wir in den Arm genommen wurden, wie oft wir Zärtlichkeit und Wärme empfangen oder Schmerzen erlebt haben. Wir haben die Bilder unserer Eltern im Kopf. Daraus hat sich auch ein Selbstbild ergeben. Durften wir uns frei entfalten? Durften wir selbst bestimmen, wann wir aufs Töpfchen gingen? Wurden wir mit Ironie behandelt? Bekamen wir genug Bindung und Liebe oder fehlt sie uns, sodass wir immer noch auf der Suche danach sind?

Wenn wir uns in Ruhe und in gesunder Weise entwickeln konnten, so leben wir auch als Erwachsene in zufriedenstellenden Beziehungen, leben vielleicht in einer Partnerschaft, haben Kinder und sind zufrieden in unserem Beruf. Zugegeben: So ideal ist das Leben sicher nur für die wenigsten. Doch je mehr Schmerzen wir als Kind hinnehmen mussten und je mehr uns an gesunden Entwicklungsmöglichkeiten fehlte, desto stärker sind wir als ganze Person geschwächt. Je weniger gute psychische Nahrung wir erhalten haben, desto schwerer fällt es uns, uns selbst anzunehmen, uns selbst zu lieben, für uns zu sorgen und unsere Gefühle zu steuern. Und je mehr wir selbst als »ganze Person« gelitten haben, desto stärker leiden auch unsere Beziehungen. Sie leiden unter den »Reparaturversuchen«, die wir selbst unternehmen, damit unsere Persönlichkeit heilen kann.

Oft sind diese Reparaturversuche schwierig – besonders, wenn jemand aufgrund seiner Beziehungsschwierigkeiten alleine ist. Er sehnt sich nach Beziehung, hat aber gleichzeitig Angst davor. Gefangen in dieser Zwickmühle verhält sich der Betroffene so, dass er andere durch seine unzufriedene und misstrauische Art unbewusst auf Abstand hält. Das macht natürlich einsam. Daher rückt der Betroffene den anderen plötzlich auf die Pelle und lässt sie gleichzeitig zu nah an sich selbst herankommen. Weil so viel Nähe schwer auszuhalten ist, kommt es bald wieder zu einer Gegenbewegung: Die anderen werden weit weg geschubst.

Die Beziehungen zu anderen gestalten sich bei Menschen mit einer Persönlichkeitsstörung also als eine ziemliche »Schaukelei«. Ruhiges Wohlbefinden ist so kaum möglich. Eher leidet der Betroffene unter Kontaktabbrüchen, Essstörungen, Selbstzerstörung oder Aggressionen.

Um aus dieser Mühle herauszukommen, ist oft eine neue, heilsame Beziehungserfahrung notwendig. Wenn »persönlichkeitsgestörte« Menschen über eine lange Zeit von einem anderen, guten Menschen so angenommen werden, wie sie sind, dann können sie sich selbst »sortieren« und zur Ruhe kommen. Es gelingt ihnen, sich selbst besser kennenzulernen, sich innerlich von »schlechten Eltern« zu distanzieren und sich eigenständiger zu fühlen, und je selbstständiger sich jemand fühlt, desto weniger »bissig« muss er sein. Mehr und mehr können daraufhin Beziehungen gelingen, in denen jeder den richtigen Abstand zum anderen behalten darf.

Weil die frühen Erfahrungen bei der Entwicklung der Persönlichkeit so immens wichtig sind, spricht man bei einer Persönlichkeitsstörung auch von einer »frühen Störung«. Dieser Begriff klingt, als sei das Kind bereits in den Brunnen gefallen. Doch neue Beziehungserfahrungen mit einem Therapeuten können dort heilend wirken, wo früher einmal die Entwicklung zu früh beschnitten wurde. Psychoanalytiker tragen gemeinsam mit ihren Patienten das erfahrene Leid. Sie werden nachträglich zum Zeugen von Verletzungen, die ihre Patienten früher erlebt haben. Allein der Umstand, dass es nun endlich einen Zeugen gibt, entlastet die Betroffenen enorm. Dass man sich für die Entwicklung aus einer »Persönlichkeitsstörung« heraus sehr viel Zeit nehmen muss, versteht sich von selbst. Eine Persönlichkeitsstörung hinterlässt immer Spuren. Möglicherweise sind Herz-Kreislauferkrankungen, Suchtverhalten oder Schlafstörungen die Folge früher Belastungen – sie schwächen Körper und Seele. Doch wer Hilfe erfährt, kann noch vieles auffangen. Der Zugewinn an Erfahrung, der »normalen Menschen« häufig verschlossen bleibt, kann zu einer Stärke werden. Diese Entwicklung hat einerseits Grenzen, andererseits erreichen die Betroffenen aber oft viel mehr, als sie vorher zu hoffen gewagt hätten.

Narzisstische Persönlichkeitsstörung

Wie war der Schulsport für Sie? Haben Sie es jemals geschafft, bei den Bundesjugendspielen eine Ehrenurkunde zu erlangen? Oder gehören Sie zu den Menschen, die bei Mannschaftsspielen bis zuletzt auf der Bank saßen, weil Sie niemand in seiner Mannschaft haben wollte? Egal, ob Sie zu den Besten oder den Schlechtesten gehörten: Sie werden sich gut daran erinnern können. Sowohl die positive als auch die negative Aufmerksamkeit, die Sie erhielten, bleiben haften.

Jeder Mensch braucht Aufmerksamkeit. Aufmerksamkeit und Anerkennung sind notwendig, um sich gesund und wohl zu fühlen. Wenn Eltern ihrem Baby keine Aufmerksamkeit schenken, verhungert es. Wenn zwei Partner sich gegenseitig nicht mehr anerkennen können, zerbricht die Partnerschaft. Wir freuen uns, wenn wir in den Spiegel blicken und uns sagen können: »Gut siehst Du aus«, oder »Das war eine tolle Leistung!« Damit wir Anerkennung auch wirklich als solche empfinden können, bedarf es einiger Voraussetzungen. Wir brauchen zum Beispiel ein grundlegendes Vertrauen in uns selbst. Wir selbst müssen mit unserer Leistung zufrieden sein, damit wir der Anerkennung der anderen auch Glauben schenken können. Am schönsten ist Anerkennung, wenn sie einer Leistung gilt, die auch wirklich aus unserem Innersten kam und die uns entsprach. Wenn wir gerne Musiker geworden wären, aber gute Noten im Wirtschaftsstudium erhalten, freut uns das zwar – aber viel größer wäre die Freude, wenn wir Musiker geworden wären und dann Applaus für unser Solo bekommen hätten.

Wie sehr wir uns über Anerkennung freuen können, hängt immer auch davon ab, wie sehr wir selbst damit gemeint sind. Ein Kind, das nur Lob erhält, weil ein Verhaltenstherapeut den Eltern aufgetragen hat, das Kind häufig zu loben, wird sich kaum über das Lob freuen können. Es wird sich fragen: »Was hat das Lob mit mir zu tun? Wird das Lob nur eingesetzt, um mich zu lenken?«

Oft treffen Ärzte auf Burnout-Patienten, die beruflich Glanzleistungen hingelegt, aber dennoch das Gefühl haben, nicht genug zu erreichen. Sie haben Angst, bei der nächsten Präsentation zu versagen, obwohl sie an den Leistungen gemessen noch nie versagt haben. Der Arzt sagt dem Patienten dann vielleicht: »Schauen Sie doch mal, was Sie schon alles geleistet und erreicht haben! Da ist es doch sehr unwahrscheinlich, dass Sie bei der nächsten Rede scheitern werden.«

Meistens wird der Arzt feststellen, dass dieser Satz seinem Patienten in keinerlei Weise hilft. Denn es kann durchaus sein, dass der Patient bei der nächsten Rede »versagt«, dass er »zusammenbricht« oder dass er das Handtuch wirft. Die Ursache könnte sein: Sein Beruf entspricht ihm nicht. Vielleicht hat dieser Patient nur genau diesen Beruf ausgewählt, weil die Eltern es sich so gewünscht hatten. Vielleicht hat er ein sogenanntes »Falsches Selbst« entwickelt, weil er immer nur das tat, was die anderen von ihm verlangten. Er hat sich seinen Eltern und später seinen Chefs, seinen Partnerinnen oder seinen Freunden so angepasst, dass sein Eigenes verloren gegangen ist, oder schlimmer noch: dass er sein Eigenes nie entdeckt hat. Das ist eine ungeheure Last, die er mit sich trägt, und je länger der Weg wird, desto wahrscheinlicher wird ein Zusammenbruch. Daher ist ein »Scheitern in der nächsten Runde« gar nicht so unwahrscheinlich.

Es gibt Eltern, die ihre Kinder nur der Hülle wegen »lieben«. Sie sonnen sich im Glanz des Erfolges ihres Kindes. Nur, wenn das Kind brav ist, sich benimmt, Hausaufgaben macht und sein Instrument spielt, ist es ein »gutes Kind«, ein »braves Kind«, eines, das »liebenswert« ist.

Solche Mechanismen gibt es natürlich mehr oder weniger in allen Familien. Doch manche Menschen haben das Pech, dass sie in ihrer Kindheit kaum um ihrer selbst willen geliebt wurden. Sie durften nicht entdecken, wer sie selbst sind, und begannen ein Leben in Anpassung. Erfahrungen mit eigener Wut, mit Ärger oder eigenem Willen konnten sie nicht machen. Diese Kinder versuchen, Liebe zu erhaschen, indem sie das tun, wofür sie Lob und Zuspruch bekommen. Sie passen sich den Wünschen und sogar den Gefühlen der Eltern an. Wenn das zu stark, zu oft und zu lange passiert, kann das Erwachsenenleben für diese Menschen sehr schwierig werden, denn sie sind beruflich erfolgreich, leben in einer Partnerschaft, sehen gut aus, haben viel Geld – und fühlen sich vollkommen leer. Sie können nicht sagen, was sie eigentlich haben, wenn sie den Arzt aufsuchen. Sie fühlen sich nur sinnentleert, beziehungslos und einsam. Ihnen fehlt schlicht die Lust am Leben. Mit Neid blicken sie auf andere, denen es scheinbar mühelos gelingt, mit viel weniger glücklich zu sein. Sie fragen sich, ob sie eigentlich auch geliebt werden, wenn sie plötzlich arbeitslos, arm und krank würden. Sie sind nur wenig in Beziehung mit sich selbst und sehen daher auch wenig Sinn im Leben. Andere beziehen sich ja auch immer wieder nur auf die eigene Hülle. Im Inneren ist ein einsamer Kern, der zu niemandem Kontakt hat. Wie es ist, wirklich Liebe zu erhalten, haben diese Menschen oft nicht erfahren, und der Mangel an Liebe zählt zu den schmerzlichsten Erfahrungen überhaupt. Weil es für diese Menschen selbst so schmerzlich war, zu lieben, ohne ihre Liebe erwidert zu sehen, haben sie sich irgendwann einmal innerlich »tot« gemacht. Sie vermeiden es, anderen Liebe entgegenzubringen, weil immer die Gefahr besteht, dass die Liebe nicht erwidert wird. Wer solch ein Beziehungsmuster als Kind erlebt hat, stellt auch als Erwachsener ähnliche Beziehungsmuster her, sodass die Wahrscheinlichkeit, nicht zurückgeliebt zu werden, tatsächlich höher ist als bei anderen.

Ungeliebte Kinder wollen als Erwachsene nur eines: nie

wieder abhängig von jemandem sein – trotz ihres unsagbaren Hungers nach Liebe. Statt Liebe entwickeln sie Macht und Kontrolle. Sie leben in einem »Hüllen-System«, das kontrolliert werden will, denn auf dem Gebiet echter Gefühle, die sich spontan treffen, sind sie ungeübt. Oftmals ergreifen diese Menschen einen Beruf, der ihnen Bewunderung verspricht: Sie werden Politiker, Musiker, Schauspieler, Arzt oder Popstar. Doch die Bewunderung der anderen lässt sie noch einsamer zurück, weil sie wieder spüren, dass sie selbst nicht gemeint sind. Was sie suchen, ist wahre Befriedigung, doch sie finden sie nicht. Sie gehen zum Psychologen, und der gibt ihrem Leiden endlich einen Namen: »Narzisstische Persönlichkeitsstörung«.

Wie viele andere Menschen mit einer Persönlichkeitsstörung müssen auch Narzissten mit vielen Vorurteilen leben. Sie würden sich nur selbst lieben und anderen keine Beachtung schenken, heißt es. Dabei ist von wirklicher Selbstliebe nicht viel zu spüren. Narzissten definieren sich über Äußerlichkeiten wie ihr Aussehen oder ihre Leistung. Wenn diese Leistung nicht mehr erbracht werden kann, fühlen sie sich wie ein Nichts. Ihr Leiden ist schwer.

Leiden müssen auch andere, die mit diesem »Narzissten« als Chef oder Partner zu tun haben. Denn sie fühlen sich kontrolliert. Wenn sie sich dem Narzissten entziehen, wird dieser so wütend, als sei er von Sinnen. Er hat das Gefühl, einen Teil von sich selbst zu verlieren, wenn ihn ein anderer verlässt. Die Ursache ist, dass er mit anderen oft eine »verschmolzene Beziehung« eingeht. Schließlich wurde der Narzisst selbst als Kind von den Eltern »narzisstisch besetzt«, wie die Psychoanalytiker sagen. Die Eltern haben ihrem Kind ihren Willen regelrecht aufgepfropft. Das Kind fühlte sich mit den Wünschen der Eltern verschmolzen und handelte danach.

So, wie das Kind sich selbst als von außen »gesteuert« empfindet, geht es als Erwachsener ebenfalls Beziehungen ein, in denen es selbst andere steuern will. Freier Wille, spontane Begegnung oder intime Bindung sind dem Betroffenen eher unbekannt. Die anderen werden so erlebt, als wären sie ein Teil von ihm selbst. Wie der eigene Arm lassen sie sich steuern. Da besteht – scheinbar wenigstens – nicht mehr die Gefahr, dass man dem anderen Zuneigung entgegenbringt, die nicht erwidert wird.

Der große Nachteil an diesem System besteht darin, dass sich der Betroffene dann auch nicht mehr richtig freuen kann. Wenn ein anderer ihn lobt oder etwas Nettes sagt, hat er das Gefühl, er habe die Reaktion des anderen selbst durch sein Verhalten hervorgerufen. Wir kennen das: Wenn wir an einem neuen Arbeitsplatz unsere neuen Kollegen kennenlernen, so wird uns nicht jeder sympathisch erscheinen. Aber wir sind unsicher und lächeln. Manch ein Kollege, der uns wenig sympathisch erscheint, lächelt gezwungenermaßen zurück – was für ein »gekünsteltes Gefühl«. Wie groß ist da der Unterschied, wenn wir spontan jemandem begegnen, den wir nett finden: Wir lächeln aus freien Stücken und der andere lächelt zurück. Eine solche Art der Begegnung erfüllt uns. Solche Begegnungen machen Sinn und sie machen glücklich.

Narzissmus ist jedoch nicht nur krankhaft. Die meisten von uns haben auch einen gesunden Narzissmus: Wir interessieren uns für uns selbst, wir sorgen für uns und kümmern uns um unsere Entwicklung. Krankhaft wird es erst, wenn dieses Eigeninteresse wenig liebevoll ist, alles andere übersteigt oder nur noch dem Äußeren gilt: dem eigenen Aussehen, der Leistung, dem Auto, dem Geld. Doch die Betroffenen spüren das. Sie suchen den Arzt mit den verschiedensten Beschwerden auf und wollen doch eigentlich nur zum Ausdruck bringen, dass sie sich »irgendwie unglücklich« fühlen.

Eine Psychoanalyse kann hier sehr zur Selbstfindung und somit zu einem glücklicheren Leben beitragen. In einer psychoanalytischen Therapie beschäftigt sich der Betroffene mit seinen ursprünglichen Wünschen. Er sammelt Erfahrungen in der Beziehung zum Therapeuten. Er erkennt, wann er den Therapeuten als einen Teil von sich erlebt, und merkt, an welchen Stellen er wütend auf den Therapeuten wird. Er merkt auch, wie sehr er den Therapeuten kontrollieren will. Dadurch, dass er diese Mechanismen bemerkt, kann er mit der Zeit stückweise davon ablassen – und fällt zurück auf sich selbst. Vielleicht erleben einige Patienten zum ersten Mal, dass sich jemand für sie selbst interessiert – unabhängig von ihrem Status. Das Interesse verschiebt sich langsam von den äußeren Dingen hin zum eigenen Kern. Die Betroffenen erleben nun echtes Mitleid mit sich selbst. Sie empfinden Mitleid mit dem Kind, das sie einmal waren, und kommen sich damit wieder ein Stückchen näher. Sie beschäftigen sich mit ihren eigenen Emotionen und erfahren in der Beziehung zum Therapeuten, dass ihre Gefühle auch ganz ohne Manipulation erwidert werden. Wieder ist es die Beziehung, die heilend wirkt, und wieder ist es die Zeit, die sich Patient und Therapeut nehmen müssen, um dieser Entwicklung Raum zu geben.

Borderline-Persönlichkeitsstörung (BPS)

Wohl kaum eine Diagnose verunsichert Betroffene so sehr und wirft so viele Fragen auf wie die der »Borderline-Persönlichkeitsstörung«. Wenn man die Menschen danach fragt, was sie über Borderline wissen, kommt rasch die Antwort: »Das sind doch die, die sich selbst verletzen. Sie ritzen sich mit einem Messer.« So wird es auch in den Medien häufig und einseitig dargestellt. Die Selbstverletzung kann ein Hinweis auf eine Borderline-Störung sein. Aber Borderline-Störungen können so vielen Facetten haben, dass die Diagnose oft erst im Laufe einer Behandlung gestellt werden kann, wenn zahlreiche Verstrickungen mit dem Therapeuten entstehen. Es stehen keine bestimmten Symptome im Vordergrund. Hinter allen möglichen Symptomen, z.B. Depressionen, Zwängen oder Ängsten, kann eine Borderline-Störung stecken.

Bei der Borderline-Störung geht es um Liebe, um Beziehung, um das Selbstbild und die Selbstständigkeit. »Borderline« heißt »Grenze«. Mit der »Borderline-Störung« sind vereinfacht gesprochen die Störungen gemeint, die auf der Grenze zwischen Neurose und Psychose liegen. Borderline-Patienten selbst fühlen sich der Psychose jedoch oft sehr nahe. Sie haben manchmal das Gefühl, sich selbst völlig fremd zu sein, oder sie erleben die Realität als fremd. Psychologen nennen das Depersonalisation und Derealisation. Die Betroffenen befürchten immer wieder, gleich »verrückt« zu werden. Allerdings werden sie nur sehr selten tatsächlich psychotisch, das heißt, sie verlieren nur selten ganz den Bezug zur Realität. In der Regel werden sie eben nicht »verrückt«. Doch die Nähe zu Menschen, die psychotisch sind, also die Nähe zu Menschen, die Wahnvorstellungen haben und halluzinieren, wird von Borderline-Patienten kaum ertragen. Sie erleben große Ängste, wenn sie mit Psychotikern zusammen sind – dieser Tatsache tragen auch immer mehr psychiatrische Einrichtungen Rechnung. Es wird heutzutage stärker als früher darauf geachtet, Borderline-Patienten getrennt von psychotischen Patienten zu behandeln.

Der Borderline-Erkrankung haften viele Vorurteile an. Es ist eine Erkrankung, die nicht gerade »sympathisch« wirkt. »Manche Therapeuten unterstellen Borderline-Patienten Falschheit, Hinterlist und Unaufrichtigkeit. Wer diese Zuschreibungen für richtig hält, sollte keinen Borderline-Patienten behandeln«, schreiben die Psychoanalytiker Anthony Bateman und Peter Fonagy in ihrem Buch *Psychotherapie der Borderline-Persönlichkeitsstörung* (2008). Des Weiteren herrscht oft die Meinung vor, die Erkrankung sei kaum heilbar, sie würde über die Jahre nur etwas nachlassen und quasi »ausbrennen«. Außerdem ging man lange davon aus, dass die psychoanalytische Therapie keine geeignete Behandlungsform für »Borderliner« sei. Heute sieht man vieles anders. Auch Borderline-Patienten können sehr starke Besserung erfahren und gerade von einer psychoanalytischen Behandlung stark profitieren.

Für die Entstehung der Störung gibt es viele Erklärungsmodelle. Oft wird die Borderline-Störung eng mit der Posttraumatischen Belastungsstörung in Beziehung gesetzt. Borderline-Patienten haben fast immer eine traumatische Kindheit erlebt. Sie erfuhren bei den Eltern Gewalt, sexuelle Übergriffe, Grenzüberschreitungen, Trennungen und Isolation. Auf ihre Gefühle hat in der Familie niemand geachtet. Ein besonderes Merkmal ist, dass die Patienten Schwierigkeiten haben, zu »mentalisieren« – das bedeutet, dass sie nur schwer über ihre psychischen Zustände, also über ihr eigenes Wollen, Wünschen und Denken, nachdenken können. Die persönlichen Schwächen kommen besonders in engeren Beziehungen zum Vorschein. Oft ist dem Betroffenen nicht mehr klar, was er selbst fühlt und denkt und welche Gedanken und Gefühle zum anderen gehören. Gerade liebevolle Beziehungen bereiten da große Probleme. So kann es in der Therapie besonders dann schwierig werden, wenn die Beziehung zum Therapeuten enger und eigentlich positiver wird. Dieses Dilemma ist den Betroffenen nur teilweise bewusst – sie spüren jedenfalls, dass sie in Beziehungen leiden, dass sie leicht wütend werden, dass sie in ihrer Wut Beziehungen zerstören, dass sie andere entweder »ganz toll« finden oder sie zutiefst verachten. Weil Unkontrolliertheit und Impulsivität Merkmale der Borderline-Störung sind, erhalten auch ADHS-Betroffene gelegentlich die Diagnose »Borderline«. Hier zeigt sich einmal mehr, wie schwierig es selbst für Fachleute sein kann, sich auf die eine oder andere Diagnose zu einigen.

Die Borderline-Störung gibt es in verschiedenen Ausprägungen, je nachdem, auf welchem »Strukturniveau« sich der Betroffene befindet. Mit »Strukturniveau« ist die allgemeine Reife, die »Ich-Stärke« gemeint. Es gibt sowohl Borderline-Patienten, die drogensüchtig und gewalttätig sind, als auch solche, die studieren, Karriere machen und sich eher subtil selbst schädigen, z. B. indem sie bis zum Exzess arbeiten.

Für viele Betroffene ist es ein Problem, in einer Beziehung den richtigen Abstand zum Nächsten zu finden. Oft fühlen sie sich vom anderen eingeengt, dann fühlen sie sich wieder völlig verlassen. Sie idealisieren den anderen zuerst und sehen bald darauf nur noch Nachteile im anderen. Es fällt ihnen schwer, das »Sowohl-als-auch« im Leben zu erkennen, und leben stattdessen das »Entweder-oder«. Es gelingt den Betroffenen nur schwer, verschiedene, gegensätzliche Gefühle gleichzeitig in sich zu spüren und zu vereinen. Auch für Kinder kann es schwierig sein, die Vielschichtigkeit einer Person zu erkennen. Wenn die Figuren eines Märchens eindeutig gut und eindeutig böse sind, ist alles ganz leicht. Wer die Hexe ist, erkennen die Kinder sofort, wenn sie böse guckt und hässlich aussieht. Aber wenn eine böse Figur ironisch lächelt, wissen Kinder oft nicht mehr, ob diese Märchenfigur nun eine gute oder eine böse ist. So geht es den Borderline-Patienten auch, denn ihre Bezugspersonen in früher Kindheit verhielten sich oft äußerst widersprüchlich oder ironisch.

Die Einteilung der Welt in »gut« und »böse« ist ein typisches Kennzeichen der Borderline-Persönlichkeitsstörung. Das nennt der Psychologe »Spaltung«. Die »Spaltung« ist ein Abwehrmechanismus, den die Betroffenen einsetzen, um mit unüberschaubaren Situationen, gemischten Gefühlen oder nahestehenden Menschen klarzukommen. Die »Spaltung« gehört zu den sogenannten »primitiven Abwehrmechanismen«, denn schon kleine Kinder benutzen diesen Mechanismus. Die Bezeichnung »primitiv« bedeutet also, dass diese Abwehrform mit zu den ersten Abwehrmechanismen zählt, die ein Mensch in seinem Leben anwendet (primus = lateinisch: der Erste). Gleichzeitig haftet dem Begriff ein negativer Beigeschmack an – als seien die Borderline-Patienten nicht zu »reiferen« Abwehrmechanismen fähig.

Die Betroffenen haben große Schwierigkeiten im Umgang mit anderen Menschen. Oft wird die Beziehung so verworren, dass man nicht mehr weiß, wer man ist. Borderline-Patienten sehen eigene Anteile besonders häufig im anderen: Wenn der Betroffene zum Beispiel eigenen Neid nicht bemerkt oder erträgt, empfindet er kurzerhand den anderen als neidisch. Die Betroffenen manipulieren den anderen, um sich nicht abhängig zu fühlen. Außerdem glauben sie, dass sie sonst nicht die gewünschte Reaktion erhalten. Sie neigen zum »Agieren«, das heißt, sie setzen in die Tat um, was sie denken. Wenn sie einen anderen oder sich selbst strafen wollen, tun sie dies nicht nur in Gedanken – sie handeln; oft auch subtil. Da verabreden sie sich mit der Freundin, die sie so beneiden, und sagen ihr in letzter Sekunde ab. Sie fühlen sich an ihrer Arbeitsstelle nicht wohl und kündigen sofort. Sie wollen dasselbe Auto wie der Nachbar haben und kaufen es, obwohl es viel zu teuer ist. Durch das »Agieren« bringen sich die Patienten immer wieder in Schwierigkeiten. Sie nehmen sich keinen Raum, um nachzudenken und um ihre Impulse zu überprüfen.

Die große Tragik der Borderline-Patienten liegt darin, dass ihnen so viele unsympathische Züge anhängen und ihnen nicht das »Mitleid« zuteil wird, das sie »verdient« hätten. Wer Betroffene nur oberflächlich kennt, der wird über ihre Hilfsbereitschaft, Freundlichkeit und Zuverlässigkeit erstaunt sein. Schwierig wird es eher in engeren Beziehungen. Freunde und Verwandte fühlen sich so, als würde der Borderline-Patient sie mit seinen Ansprüchen aussaugen. Doch die Betroffenen haben sehr traurige Gründe für ihr Verhalten: Es gab niemanden, der sie fürsorglich und warmherzig behandelte oder über sie nachdachte, als sie klein waren. Sie haben oft Gewalt und emotionalen Missbrauch erlebt. Durch frühe Beziehungsstörungen haben sie selbst nicht gelernt, über sich und andere nachdenken zu können.

Oftmals wissen die Betroffenen nicht, was Verantwortung bedeutet, denn sie erleben sich nicht als »Verursacher« ihres Tuns. Man kann von ihnen nicht einfach verlangen, »verantwortlich« zu sein – es ist fast wie eine Behinderung: Sie sehen sich selbst nicht als »Autor« ihres Lebens. Sie sind einsam und beziehungslos, schaffen es durch ihre Art aber häufig nicht, freundschaftliche Beziehungen einzugehen. Der andere wird so ausgenutzt, wie normalerweise eine Mutter von ihrem kleinen Kind »ausgenutzt« wird. Denn Kleinkinder »benutzen« ihre Mutter so lange, bis sie selbstständig geworden sind. Mütter »dienen« ihren Kindern – als »Behälter« für ihre Gefühle, als Quelle der Beruhigung, der Wärme und der Nahrung. Kinder, die diese Fürsorge nicht ausreichend erleben durften – etwa weil die Mutter selbst »hungrig« und beunruhigt war –, suchen auch noch als Erwachsene danach.

Die Betroffenen sind oft in chaotischen Verhältnissen groß geworden. Diese chaotischen Verhältnisse führen sie bis ins Erwachsenenleben fort. Die Betroffenen fühlen sich manchmal so, als seien sie gleich mit ihren Kräften am Ende, um dann relativ bald wieder festzustellen, dass sie sich erholt haben und sich recht kräftig fühlen. Es sieht so aus, als würden sie gleich ihren Arbeitsplatz verlieren, verarmen oder sich etwas antun – doch am nächsten Tag ist alles wieder im Lot. Als »Stabilität in der Instabilität« hat die Psychologin Melitta Schmideberg diese Situation beschrieben (Schmideberg 1947). Viele Betroffene fühlen sich nur »wohl«, wenn sie ein gewisses Maß an Chaos und Unglück erleben. Auch die Tatsache, dass sie manches Mal glauben, verrückt zu werden, ohne wirklich verrückt zu werden, passt zu dem Begriff »Stabilität in der Instabilität«.

Die Betroffenen fragen sich sehr häufig, was andere von ihnen denken könnten. Es fällt ihnen schwer, selbst zu wissen, was sie wollen, und sich selbstverständlich dafür einzusetzen. Sie spüren oft früh, wie es dem anderen geht – und nutzen dieses Gespür nicht selten dazu, um den anderen gezielt zu verletzen. Sie übertreten die Grenze des anderen so, wie früher ihre eigene Grenze übertreten wurde. Sie fühlen sich als Opfer, obwohl sie selbst gerade dem anderen die Bauklötzchen zerschlagen haben.

Die Betroffenen spiegeln permanent wider, was sie selbst als Kind erlebt haben. Sie lassen den anderen oft so fassungslos zurück, wie sie selbst es als Kinder waren. Damit zeigen sie vor allem dem Therapeuten wortlos, wie es ihnen ergangen sein muss. Der Therapeut fühlt sich schließlich selbst so, wie der Patient sich fühlt (diesen Vorgang nennt man »projektive Identifizierung«: Der andere wird so behandelt, wie man selbst behandelt wurde, bis der andere sich schließlich so fühlt, wie man sich selbst fühlte). Wenn der Therapeut dann endlich Worte dafür findet und die Situation erklärt, sind die Patienten oft tief betroffen. Meist wehren sie ihre Betroffenheit zunächst ab und behaupten, der Therapeut sei ein »Spinner«, der Dinge sagt, die überhaupt nicht stimmen oder die man schon längst weiß. Erst langsam und durch Wiederholung können die Patienten häppchenweise traurige Wahrheiten zulassen.

Für Patienten mit einer Borderline-Störung ist es besonders wichtig, einen gut ausgebildeten Psychotherapeuten, vorzugsweise einen Psychoanalytiker, zu finden. Denn die geschilderten Eigenschaften können unerfahrene Therapeuten dazu bewegen, schroff auf den Patienten zu reagieren, ihm Schuld zuzuweisen oder die Therapie abzubrechen. Die Patienten möchten so selbstständig und eigenverantwortlich sein wie nur möglich. Da ist es nicht gut, wenn sie z. B. an einen Psychiater gelangen, der ihnen eine Medikation aufdrängen will oder der sofort mit Handlungen reagiert, wenn der Patient von Selbstmordabsichten spricht. Die Betroffenen brauchen einen Therapeuten, der sie in ihren Eigenheiten versteht und gut damit umgehen kann. Eine psychoanalytische Therapie wird wahrscheinlich sehr lange dauern, aber sie wird dem Patienten auch dauerhaft die Fähigkeiten vermitteln, die er benötigt, um ein zufriedeneres Leben mit gesünderen Beziehungen zu führen.

Abhängige Persönlichkeitsstörung

Kathrin ist in ihrer Partnerschaft schon lange nicht mehr glücklich. Sie fühlt sich ständig untergebuttert – was sie immer öfter rasend macht. Doch ihre Wut beeindruckt ihn nur wenig – letzten Endes wird doch das gemacht, was *er* will. Ändern kann Kathrin das kaum; es kostet sie zu viel Kraft, ihre eigenen Belange deutlich zu machen. Von Liebe kann in dieser Partnerschaft keine Rede sein. Manchmal denkt Kathrin an Trennung, weil sie spürt, dass diese Art der Beziehung sie krank macht. Doch vor der Trennung hat sie zu große Angst – sie hat doch sonst niemanden und sie traut sich selbst kaum über den Weg. Wenn sie ihren Partner verlassen würde, wäre sie nicht nur allein, sondern sie wäre verloren – glaubt sie.

Nicht wenigen Menschen geht es so wie Kathrin. Sie stecken in Beziehungen fest, aus denen sie sich nur nicht lösen, weil sie Angst vor dem Alleinsein haben. In »Psycho-Ratgebern« ist dann zu lesen, dass man doch lernen könne, allein zu sein, und dass eine Trennung neue Chancen biete. Man müsse nur ins kalte Wasser springen. Wer jedoch an einer »abhängigen Persönlichkeitsstörung« leidet, der kann damit nicht viel anfangen. Denn Menschen wie Kathrin sind häufig wirklich allein – äußerlich wie innerlich. Kathrin kann tatsächlich nicht auf andere Beziehungen zurückgreifen, die ihr Halt geben könnten, und da sie zudem nie gelernt hat, sich selbst zu vertrauen, hat sie das Gefühl, noch nicht einmal »sich selbst« zu haben, wenn sie ihren Partner verlässt. Weil sie sich so verloren fühlt, hängt sie sich gerne an andere Menschen. Und dennoch hat sie das Gefühl, dass ihre Freundschaften sie nicht befriedigen und sie keinen wirklichen Halt dort findet.

Kathrin beginnt eine Psychotherapie. Sie klebt förmlich an den Lippen ihres Therapeuten – was er sagt, ist für sie Gesetz. »Mein Therapeut hat gesagt, …« ist ein Satz, den ihre Freundinnen bald nicht mehr hören können. Kathrin kommt ihnen vor wie ein kleines Kind, das ständig sagt: »Die Mama hat gesagt, …« Das machen kleine Kinder so lange, bis sie sich eine eigene Meinung bilden können. Und ein bisschen befindet sich Kathrin ja in einer solchen Kleinkindposition. »Du machst Dich ja schon wieder abhängig«, sagte ihr kürzlich eine Freundin, »und zwar von Deinem Therapeuten!« Kathrin bekommt es mit der Angst zu tun. Das sei gefährlich, was sie da mache – sagt nicht nur ihre Freundin, sondern auch ihr Freund. Er befürchtet insgeheim, sie könnte sich trennen, wenn sie selbstständiger wird. Sie selbst ist verwirrt. Was fühlt, denkt und will sie eigentlich?

Das Problem von Menschen mit einer »abhängigen Persönlichkeitsstörung« besteht häufig darin, dass sie sich selbst nicht gut genug kennen. Was andere fühlen, denken und wollen, das ist ihnen manchmal klarer als das, was mit ihnen selbst los ist. Kathrin wuchs bei Eltern auf, die sich einerseits aufgrund eigener Probleme nicht wirklich ihrer Tochter widmen konnten, andererseits aber auch äußerst besorgt waren um ihr Wohlergehen. Sie wuchs mit der Angst auf, ihre Eltern könnten sie verlassen oder sich trennen. Sie lernte in ihrer Familie aber auch: Was sie selbst fühlt, ist nicht wichtig. Es gilt, was Mutter und Vater sagen.

Geschwister hatte Kathrin keine, sodass sie sich schon in ihrer Kindheit oft alleine fühlte. Kathrin mangelte es an liebevollen Beziehungen, in denen sie selbst sein konnte, so wie sie war. Im Idealfall machen kleine Kinder in der Beziehung zu ihren Eltern die Erfahrung, dass sie von ihren Eltern geliebt und gehalten werden, auch wenn sie ihre eigenen Schritte tun. So erhalten sie das innere und äußere Bild, dass sie selbst laufen können, aber gleichzeitig dennoch liebevoll von den Eltern »gehalten« und begleitet werden. Über viele Jahre hinweg werden die Kinder durch die gute Abhängigkeit von den Eltern schließlich unabhängig. Das bewirkt, dass Abhängigkeit und Unabhängigkeit nebeneinander empfunden werden können und dass das Kind irgendwann weiß, dass es allein sein kann und dennoch nicht verlassen ist. Je mehr gute Bindungen das kleine Kind hat, desto leichter kann es sich später lösen und gleichzeitig gut verbunden sein. Wir kennen das selbst: Wenn wir uns sicher fühlen, vielleicht in einer Partnerschaft gut aufgehoben sind, wagen wir viel mehr, als wenn wir ganz alleine dastehen. Manche Menschen machen sich beruflich genau dann selbstständig, wenn sie einen Partner gefunden haben, der sie dazu ermuntert und der ihnen den Rücken stärkt. Was sie sich alleine nicht trauten, wird durch die Partnerschaft möglich.

Wenn also ein Mensch so alleine dasteht wie Kathrin, wenn er nämlich auf keine haltgebenden Beziehungen zurückgreifen kann, tut er das einzig Logische: Er hängt sich an andere Menschen in der Hoffnung, dass er dort irgendwann Sicherheit findet. Er sucht als Erwachsener immer noch den Halt, den er als Kind nie gefunden hat. In gesunden Familien finden die Kinder diesen Halt auf natürliche Weise. Zwar muss jeder Mensch dann und wann aktiv nach Halt suchen, doch den »verlassenen Kindern« fehlen Halt und gute Beziehungen so grundlegend, dass die Suche danach zur Lebensaufgabe wird. Das ist im Erwachsenenalter natürlich häufig zum Scheitern verurteilt – denn die anderen sind von der Art des Betroffenen »genervt«. Kathrins Freundin hebt manchmal den Telefonhörer nicht mehr ab, weil sie das Gefühl hat, dass Kathrin sie schlicht »aussaugt«.

Doch der Beginn der Psychoanalyse bietet Kathrin eine wunderbare Chance: Hier hat jemand Zeit für sie. Hier stellt sich der Psychoanalytiker nahezu so zur Verfügung, wie es normalerweise die Eltern tun. Hier kann Kathrin »zerren«, den Therapeuten »nerven«, hier kann sie weinen, »spielen«, lachen und sich entwickeln, immer begleitet von dem wohlwollenden Therapeuten, der ihr hilft, sich selbst kennenzulernen. Dabei wird Kathrin wohl eine geraume Weile abhängig von ihrem Therapeuten sein. Sie wird das Gefühl haben, dass die zwei oder drei Stunden in der Woche gar nicht ausreichen. Wahrscheinlich wünscht sie sich, immer mehr Zeit mit dem Therapeuten zu verbringen. Auf einer anderen Ebene ist sie jedoch auch erleichtert, dass das nicht geht.

Diese Abhängigkeit ängstigt sie vielleicht – so, wie viele Patienten verständlicherweise Angst vor der Abhängigkeit vom Therapeuten haben. Aber je stärker das Eigene wird, desto unabhängiger wird der Patient vom Therapeuten, und paradoxerweise kann sich der Patient schließlich wirklich in gute Abhängigkeiten begeben. Denn das so »Anstrengende« an manchen Menschen mit einer »abhängigen Persönlichkeitsstörung« ist, dass sie sich zwar vordergründig abhängig von anderen machen, aber auf einer tieferen Ebene stark darauf achten, sich emotional nicht wirklich zu binden. Wer sich seiner selbst nicht sicher ist, hat mehr Angst vor anderen als jemand, der bewusst seinen eigenen Kopf hat und sich durch andere nicht so leicht beeinflussen lässt. Als unsicherer Mensch fühlt man sich leicht beeinflussbar, sodass jede Beziehung immer auch »gefährlich« wirkt. Je besser man sich jedoch selbst kennt, desto leichter kann man sich »wirklich« auf einen anderen einlassen, weil man die Abhängigkeit nicht mehr so sehr fürchten muss. So geht Kathrin also im Nachhinein den komplizierten Weg, den ein Kind geht: Sie macht sich abhängig vom Therapeuten, um über diesen Weg ihr Eigenes zu entdecken und schließlich »unabhängig« vom Therapeuten zu werden – mit dem Ergebnis, leichter tiefere, befriedigendere und »abhängigere« Beziehungen einzugehen.

Grenzgebiete der Psychoanalyse

Aufmerksamkeitsdefizit-Hyperaktivitäts-Syndrom (ADHS)

Eigentlich hat der Begriff »Aufmerksamkeitsdefizit-Hyperaktivitäts-Syndrom (ADHS)« nichts in einem Buch über die Psychoanalyse zu suchen. Das Aufmerksamkeitsdefizit-Hyperaktivitäts-Syndrom (ADHS) ist zwar in aller Munde – von Psychoanalytikern hingegen wird die Diagnose jedoch nur ungern gestellt. Der Grund: Der Begriff ADHS erklärt psychologisch weitgehend nichts. Er ist gekennzeichnet von vielen Symptombeschreibungen, ohne dass man damit erklären könnte, woran die Betroffenen, vorwiegend Kinder, eigentlich leiden. Beispielsweise diagnostizieren Psychiater ein ADHS, wenn ganz bestimmte Symptome in bestimmter Anzahl vorhanden sind – dazu gehören zum Beispiel Impulsivität, motorische Unruhe (Hyperaktivität) und Unaufmerksamkeit. Mithilfe langer Checklisten fragen sie danach, ob ein Kind einen Erwachsenen vorzeitig unterbricht, ob es sich Gesagtes schlecht merken kann, ob es häufig Unfälle hat, ob es sorgfältig arbeiten kann und so weiter. Die Kriterien, die ein Patient »erfüllen« muss, um die Diagnose »ADHS« zu erhalten, sind in verschiedenen Klassifikationssystemen aufgelistet, z. B. in der *International Classifi-*

cation of Diseases (ICD) oder im *Diagnostic and Statistical Manual of Mental Disorders (DSM)*. Doch es kann müßig sein, auf Symptomsuche zu gehen, um dann schließlich zu dem Ergebnis zu kommen, dass ein ADHS vorliegt. Genau genommen ist die Erkrankung »frei erfunden«. Experten haben sich eine Liste von Symptomen zusammengestellt – und wenn die Kriterien erfüllt sind, heißt die Krankheit »ADHS«.

Das lässt sich mit dem Weinen eines Kindes vergleichen: Man könnte zum Beispiel sagen, dass ein Kind zehn Tränen pro Minute vergießt, dass die Augen gerötet und geschwollen sind und dass die Nase dabei läuft. Das Nasensekret ist wässrig, Schluchzen ist zu hören und die Schultern gehen auf und ab. Die »Diagnose« würde lauten: »Weinen«. Doch warum das Kind weint, lässt sich so nicht erklären.

Psychiater erklären das ADHS damit, dass der Stoffwechsel im Gehirn gestört ist. Daher schlagen sie als Therapie meistens Verhaltenstherapie und/oder Medikamente vor. Psychoanalytiker sehen das anders. Auch sie beobachten natürlich die Unruhe, Impulsivität und Unaufmerksamkeit des Betroffenen, aber sie fragen nach dem »Warum«. Und da stellt sich oft heraus, dass hinter der Unruhe eben nicht nur eine »Stoffwechselstörung« steckt, sondern z.B. eine Beziehungsstörung. Der Frankfurter Psychoanalytiker Frank Dammasch beschreibt in seinem Artikel »Elvira – immer vorwärts, nie zurück« sehr beeindruckend, wie ein »ADHS-Kind« zur Ruhe kommt, indem es wirklich verstanden wird und Worte für seinen inneren Zustand findet (Dammasch 2007).

Auch die Psychoanalytikerin Marianne Leuzinger-Bohleber zeigt auf, dass ADHS kein Schicksal sein muss. In ihrer »Frankfurter Präventionsstudie« mit Kindergartenkindern konnten sie und ihr Team nachweisen, dass sich durch geeignete vorbeugende Maßnahmen die Rate der ADHS-Kinder im Grundschulalter senken lässt (Leuzinger-Bohleber et al. 2006). Zu diesen Maßnahmen gehörte beispielsweise eine psychoanalytisch orientierte Schulung der Erzieherinnen sowie Gesprächsangebote für Familien. Somit wird das weit verbreitete Bild von der Stoffwechselstörung, die vererbt wird, glücklicherweise korrigiert. Wenn Sie oder Ihr Kind also die Diagnose »ADHS« erhalten haben, dürfen Sie ruhig daran glauben, dass sich auch ursächlich etwas verändern lässt.

Psychosomatische Erkrankungen – wie die Psyche den Körper beeinflusst

Da sitzen Sie nun: sterbenskrank in der Notaufnahme. Es ist Weihnachten, Sie haben Schmerzen in der Brust und glauben, einen Herzinfarkt zu haben. Doch schnell wird klar: Körperlich sind Sie vollkommen gesund. Wenn Sie Glück haben, dann werden Sie von einem psychosomatisch geschulten Arzt untersucht, der Sie genauer zu der Situation befragt, in der der »Herzschmerz« aufgetreten ist. Sie erzählen vielleicht, dass der Herzschmerz in dem Moment kam, als die Weihnachtsgans serviert wurde und Sie sich wieder einmal über eine Bemerkung Ihrer Schwiegermutter aufregen mussten. Weil aber Weihnachten war, wollten Sie Ihrem Ärger keine Luft machen. Sie schluckten ihn und fühlten sich beengt. Bald darauf kam es zu psychosomatischen Herzschmerzen.

Vereinfacht gesprochen reagiert der Körper in solchen Momenten mit Symptomen, in denen sich die Psyche nicht mehr zu helfen weiß. »Soma« leitet sich aus dem griechischen Wort für »Körper« ab. »Psychosomatisch« bedeutet also, dass sich ein psychisches Problem körperlich äußert. Wenn Sie gestresst sind, aus einer Situation aber aufgrund sozialer Zwänge nicht fliehen können, ist Krankheit oft die einzige Lösung. Die gängigste psychosomatische Lösung im Beruf ist die schwere Erkältung. Mit einem »dicken Hals« zu Hause zu sitzen, ist einem dann »lieber«, als sich erneut beruflich zu überfordern. Psychosomatische Beschwerden können in der

Tat ein guter Schutz vor Überforderung sein. Sie sind häufig unangenehm, aber sie haben ihren Sinn.

Genau genommen bezeichnen Ärzte nur solche Beschwerden als »psychosomatisch«, die tatsächlich eine körperliche Erkrankung als Grundlage haben. Dazu zählen beispielsweise Neurodermitis, Asthma, das Zwölffingerdarmgeschwür und die Rheumatische Arthritis. Beschwerden wie Herzschmerzen oder Magenschmerzen, bei denen sich körperlich keine Veränderungen finden lassen, werden richtigerweise als »funktionelle Störung« bezeichnet. Der Einfachheit halber fasse ich in diesem Kapitel jedoch alle Beschwerden, die mit der Psyche eng zusammenhängen, als »psychosomatisch« zusammen.

Den meisten psychosomatischen Erkrankungen gemeinsam ist, dass sie sich äußern, wenn man sich in die Ecke gedrängt fühlt und für Konflikte keine Lösung mehr findet. Vielen Menschen mit psychosomatischen Erkrankungen fällt es schwer, ihren Ärger auszudrücken. Das Kind mit Neurodermitis kratzt sich dann, wenn es sich ein bestimmtes Spielzeug nicht nehmen darf oder wenn es wütend auf ein anderes Kind ist, es aber nicht zutreten darf. Zieht die Mutter das Kind zurück, während es seine Aggression äußern will, kann man gut beobachten, wie das Kind beginnt, sich selbst zu kratzen. Seine Aggression »juckt es«, und der Ärger geht ihm »unter die Haut«.

Die Haut ist ein Organ, das den Kontakt zum Nächsten herstellt, aber auch die Grenze des eigenen Körpers bildet. Die Haut wird berührt, gestreichelt oder leider manchmal auch geschlagen. Man fühlt sich eben wohl oder unwohl in seiner Haut. Die Neurodermitis eines Kindes kann ein Hinweis darauf sein, dass bei den Eltern chronische Eheprobleme oder Trennungskonflikte im Raum stehen. Auch kann die Neurodermitis bei Kindern darauf hinweisen, dass die Grenzen des Kindes überschritten werden. Sexueller Missbrauch oder Gewalt in anderer Form können dahinter stecken. Natürlich hat Neurodermitis viele Ursachen, doch gerade hier lohnt sich ein Blick auf die seelischen Zusammenhänge. Wenn der Arzt seinen Neurodermitis-Patienten auf mögliche psychische Probleme anspricht, ist der Patient dem Thema gegenüber wahrscheinlich aufgeschlossen. Neurodermitiker leiden sehr und spüren den Zusammenhang zwischen dem Zustand der Haut und ihrem seelischen Wohlbefinden.

Ganz anders ist das bei Patienten mit Erkrankungen wie Fibromyalgie (häufig lapidar als »Weichteilrheuma« bezeichnet) oder Rheumatoider Arthritis. Vorsichtige Annäherungen an das Thema »Psyche« werden ziemlich harsch abgewiesen. Sagt der Arzt so etwas wie: »Ich sehe, dass Sie großen Belastungen ausgesetzt sind«, riechen die Betroffenen den Braten schnell und kontern: »Ich bin doch nicht verrückt! Also das weiß ich genau: Mein Rheuma ist rein körperlich!« Zu Hause erzählen sie dann enttäuscht: »Dieser arrogante Arzt will mich auf die Psycho-Schiene schieben. Der nimmt mich ja überhaupt nicht ernst! Zu dem gehe ich jedenfalls nicht mehr!« Das mag einerseits ein Generationsproblem sein, denn häufig leiden ältere Frauen an Fibromyalgie oder Rheumatoider Arthritis und in der älteren Generation sind psychische Erkrankungen noch etwas Verpöntes. Jüngere Menschen wachsen da schon mit einem anderen Bild auf. Andererseits zeigt sich hier, wie künstlich und problematisch die Einteilung in »Körperliches« und »Seelisches« oft ist. Beispielsweise steckt die Bindegewebsforschung noch in den Kinderschuhen. Die Psychoanalytikerin und Körperpsychotherapeutin Helga Pohl stellt immer wieder fest, dass Beschwerden, die als »rein psychisch« abgetan werden, sehr oft eben doch auch eine körperliche Grundlage haben (Pohl 2010).

Allerdings erklärt die Abwehrhaltung gegenüber seelischen Zusammenhängen auch einen Mechanismus der psychosomatischen Erkrankung selbst: Viele Rheuma-Patienten leiden unter unbewussten Schuldgefühlen – die Erkrankung mit ihren Schmerzen wirkt wie eine Strafe gegen diese Schuldgefühle. Wenn sich die Erkrankung bessern würde, kämen die Schuldgefühle stärker zum Vorschein. Bei einer Besserung der körperlichen Erkrankung geht es dem Betroffenen also zunächst seelisch schlechter. Wenn Sie in Ihrem Verwandten- oder Bekanntenkreis jemanden mit Rheumatoider Arthritis kennen, wundern Sie sich vielleicht des Öfteren darüber, wie zufrieden diese Menschen trotz ihrer Schmerzen wirken und wie sehr sie sich liebevoll für andere aufopfern. Es klingt paradox, aber es ist nicht immer im Sinne der Patienten, wenn ein Arzt sie zu rasch von den Schmerzen »befreit«. Sie »brauchen« die Schmerzen, um Schuldgefühle zu unterdrücken.

Bei diesem Mechanismus sprechen Psychologen von »zweiphasiger Verdrängung«. Die Theorie dazu entwickelte der Psychoanalytiker Alexander Mitscherlich (1908–1982) und sie klingt logisch: Wer zu lange einem unausweichlichen Konflikt ausgesetzt ist, der leidet irgendwann an psychischen Beschwerden wie Ängsten oder Depressionen. Hält der Druck länger an, können sich die psychischen Beschwerden auf den Körper verlagern. Es entstehen körperliche Beschwerden, wodurch das seelische Leid manchmal zurückgeht. Wenn diese Patienten dann eine psychoanalytische Therapie beginnen, kann es sein, dass zunächst die körperlichen Beschwerden nachlassen, der psychische Druck aber steigt. Erst im Laufe der weiteren Therapie, wenn die seelischen Probleme bearbeitet werden, kann der Betroffene sowohl auf psychische als auch auf körperliche Symptome »verzichten«.

Jedem ist allein durch die Alltagssprache klar, wie eng Psyche und Körper zusammenhängen, doch diese Zusammenhänge so zu bearbeiten, dass körperliche und seelische Nöte gleichermaßen abnehmen, ist gar nicht so leicht. Von der Erkenntnis, dass eine Hauterkrankung wie die Schuppenflechte möglicherweise als »Panzer« dient, bis zur Änderung der Lebensumstände, die eine Schuppenflechte mit unterhalten, ist es ein langer Weg. Dazu gehört möglicherweise die Aufarbeitung der Kindheit, eine Trennung vom Partner, ein Berufswechsel und vieles mehr.

Auch wird häufig deutlich, dass Menschen mit Bluthochdruck tatsächlich unter Druck und Kontrolle stehen, doch das zu ändern, ist äußerst schwierig. Ein »gebrochenes Herz« lässt sich zwar reparieren, wie es in Udo Lindenbergs Lied heißt, aber dazu gehören die richtigen Menschen. Es braucht viel Zuwendung, Trost und Zeit. Einsamkeit ist beispielsweise ein genauso großer Risikofaktor für Herz-Kreislauferkrankungen wie Übergewicht oder Rauchen (Holt-Lunstad et al. 2010). Wer jahrelang an einer Angststörung leidet, der hat später auch ein erhöhtes Risiko für eine koronare Herzerkrankung. Kein Wunder – denn wer einmal eine Panikattacke erlebt hat, der weiß, wie sehr das sogenannte sympathische Nervensystem da beansprucht wird: Herzstolpern, ein hoher Puls, schweißige und zittrige Hände gehören dazu. Eine »Panikattacke« ist immer eine große Stressbelastung für den Körper. Dabei ist meistens auch die Atmung einbezogen – viele Menschen mit einer Angststörung atmen zu schnell, sie hyperventilieren. Dadurch haben sie dann das Gefühl, keine Luft mehr zu bekommen, obwohl sie eigentlich »zu viel« geatmet haben. Wer hyperventiliert, hat große Angst davor, zu ersticken. Doch Hyperventilation ist eigentlich harmlos. Wer sich den eigenen Ärmel vor Mund und Nase hält, kurz die Luft anhält und weiter über den Ärmel aus- und einatmet, bei dem normalisieren sich die Blutgase rasch und der Hyperventilationsanfall ist vorbei.

Anders ist das bei Asthma – auch hier zeigt sich, wie sehr Atmung und Psyche zusammenhängen, doch weil bei Asthma auch Entzündungsvorgänge an den Atemwegen eine Rolle spielen, ist es hier nicht so leicht, die Atemnot zu beseitigen. Dennoch: Vielen Asthmatikern hilft eine Psychotherapie sehr. Asthma kann – ähnlich wie Neurodermitis auch – eng mit Konflikten rund um Trennung, Partnerschaft, Mutter-Kind-Beziehung und Familie verbunden sein. Es geht oft darum, die richtige Distanz zum anderen zu finden, dem anderen bei Ärger »etwas husten« zu können oder beruflich nicht »außer Puste« zu geraten. »Nun halt mal die Luft an!« ist nicht unbedingt ein guter Tipp für Asthmatiker. Schreien, Weinen, Lachen, Sexualität – diese körperlichen Vorgänge hängen alle untrennbar mit der Atmung zusammen. Asthmatiker haben einen hohen Leidensdruck. Die Asthmaerkrankung selbst kann dann wieder zu Ängsten und Depressionen führen. Ein Teufelskreis, der aber durch eine Psychotherapie in vielen Fällen gut aufgebrochen werden kann.

Medikamente

Viele Menschen, die an einer psychischen Störung leiden, stellen sich irgendwann einmal die Frage: »Soll ich nun Medikamente nehmen oder nicht?« Für diese Frage gibt es – wie meistens – ein »Pro« und ein »Kontra«: Medikamente können dem Patienten ermöglichen, schwierige Zeiten der Therapie leichter zu ertragen. Sie können ihm zeigen, wie sich sein Leben möglicherweise irgendwann einmal anfühlen kann. Der ADHS-Patient, der mit dem Medikament das erste Mal nach langer Zeit wieder zur Ruhe kommt, hat nun eine Zielvorstellung. Er weiß: »Ach, so kann ich mich fühlen? So ausgeglichen? Ist es wirklich möglich, dass sich meine Freunde nicht mehr genervt abwenden?« Auch der Patient mit Depressionen wird vielleicht erkennen, dass die Welt auch für ihn ganz anders aussehen kann: schöner und bunter. Patienten mit einer Angststörung können vielleicht endlich einmal durchschlafen. An dieses Gefühl der Entlastung können sich Patienten erinnern, und es kann durchaus eine Motivationshilfe sein: »Da möchte ich hin«, sagt sich so mancher Patient, der merkt, wie viel besser er sich fühlen kann – immer vorausgesetzt natürlich, das Medikament zeigt seine gewünschte Wirkung.

Für viele Patienten allerdings sind die Medikamente eine Sackgasse. Obwohl sie ein paar Wochen gewartet haben, um dem Medikament eine Chance zu geben, hat sich nichts Wesentliches geändert. Häufig wird dann ein Medikament nach dem anderen ausprobiert – ohne den gewünschten Erfolg. Der Blickpunkt richtet sich nur noch auf das Medikament: Wie wirkt es, wann wirkt es, gibt es etwas Besseres? Das sind die Fragen, mit denen sich die Patienten nun beschäftigen – die Fragen nach dem eigenen Leben, nach den Beziehungsschwierigkeiten oder nach der Lustlosigkeit im Job werden nebensächlich. Hoffnungslosigkeit stellt sich ein: »Wenn noch nicht einmal Medikamente helfen können, ist mir ja auch nicht mehr zu helfen«, denkt sich so mancher Patient. Es kann jedoch auch passieren, dass das Medikament zunächst die gewünschte Wirkung erzielt, doch nach der ersten Wirkung stellen sich Nebenwirkungen ein und mit der Zeit wird es immer unklarer, ob die aktuellen Probleme nun von den Medikamenten oder der psychischen Situation herrühren. Oder auch umgekehrt: Geht es dem Betroffenen besser, ist nicht mehr so klar, was da eigentlich geholfen hat. »Was wirkt nun – ich oder das Medikament?«, so lautet die Frage. Das große Kontra gegen Medikamente lautet also: Der Patient kann den Glauben an sich selbst verlieren und an seine »Selbstwirksamkeit«. Dies ist gerade bei ADHS-Patienten oft ein Problem. Sie fragen sich: »Werde ich nur geliebt, weil ich durch die Tablette ruhiggestellt bin? Konnte ich die Zwei in Mathe nur schreiben, weil ich das Medikament genommen habe? Konnte ich die Ziele in der Psychotherapie nur aufgrund des Medikaments erreichen?«

Oft ist es natürlich ein Wechselspiel. Manchmal wirken die Medikamente wie ein Türöffner oder wie ein Startschuss für einen Richtungswechsel. So manchem Patienten mag es helfen, durch Medikamente wieder in ruhigere Bahnen zu finden, sodass er schließlich wieder handlungsfähig wird. Jeder Patient muss die Frage nach dem Medikament für sich selbst beantworten – unterstützt von fähigen Fachleuten.

Heutzutage geschieht der Griff zum Medikament jedoch meistens zu schnell. Manchmal bitten die Patienten um ein Medikament, ein anderes Mal verschreibt der Arzt von sich aus zu früh etwas, weil er sich nicht anders zu helfen weiß. Medikamente können Lückenbüßer sein, weil nicht genügend zugewandte Menschen und Fachleute zur Verfügung stehen.

Die Pille statt Trost, die Tablette statt der Umarmung – viele Patienten spüren, dass sie eigentlich menschliche Wärme bräuchten statt Medikamente. Nicht zu vernachlässigen ist auch der enorme Einfluss der Pharmaindustrie auf die Medizin. Viele Selbsthilfegruppen werden von Pharmafirmen unterstützt. Die Werbung verspricht Wunderbares und lässt kaum Zweifel an den Medikamenten aufkommen. Doch wie die Medikamente auf Fotos und in Texten präsentiert werden, hat mit der Wirklichkeit oft nur wenig zu tun. Auch in den Medien ist sehr schnell von Medikamenten die Rede. Wer in einer Zuschauersendung zum Thema Depression anruft, der wird meistens alsbald auch auf die Möglichkeit verwiesen, ein Medikament zu nehmen. Nur selten ist die Rede von den Möglichkeiten der Psychoanalyse. Wer schon einmal eine Psychoanalyse gemacht hat, der wird wissen, was selbst eine Stunde bewirken kann. Das Gespräch mit einem Psychoanalytiker kann genauso wirksam sein wie ein Medikament – natürlich nicht immer, aber in vielen kritischen Situationen schon.

Möglichkeiten und Grenzen der Psychoanalyse

»Hartz-IV-Emfpänger wollen doch oft kein anderes Leben führen. Sie wollen nicht heraus aus ihrer Misere«, sagte mir kürzlich ein gut situierter Herr. »Vielleicht *können* viele aber auch nicht heraus«, entgegnete ich. Ich erntete ungläubige Blicke. Wer die Redensart »Jeder ist seines Glückes Schmied« infrage stellt, wird oft erst einmal überrascht angeschaut.

Dass wir körperliche Grenzen haben, steht außer Frage: Jeder kann 1.000 Meter nur in seiner individuellen Zeit bewältigen. Durch Training lässt sich die Leistung zwar steigern, aber nur bis zu einem gewissen Punkt. Genauso hat jeder auch seine psychischen Grenzen. Eine psychische Erkrankung oder »Begrenzung« kann genauso eine »Behinderung« sein wie ein körperliches Gebrechen. Ich kann von einem Einarmigen nicht verlangen, dass er mit zwei Armen nach dem Apfel greift. Ich kann von einem vierjährigen Kind nicht verlangen, dass es sich in einen anderen hineinversetzt. Wir können von unseren Eltern nicht verlangen, dass sie uns in jeder Hinsicht verstehen. Die Psyche des Menschen ist zwar entwicklungsfähig und »dehnbar«, aber wir müssen auch mit ihren Grenzen leben. Wir sind nur innerhalb gewisser Grenzen unseres Glückes Schmied. Niemand sucht sich aus, in welche Familie er hineingeboren wird. Menschen mit sehr schwerem psychischem Leid hadern unter Umständen damit, dass sie überhaupt leben.

Es gibt Dinge, auf die wir Einfluss haben, und andere Dinge, die wir nicht beeinflussen können. Es ist berechtigt, Hoffnung in die Psychoanalyse zu legen. Doch jeder Analysand wird auch immer wieder mit den Grenzen der Therapie konfrontiert. Auch der Analytiker ist nur ein Mensch und kein allwissender Heiler. Die eigene Vergangenheit lässt sich nicht auslöschen – sie wird vielleicht erträglicher, aber sie wird immer zu uns gehören. Traumatisierte Familien werden nicht zum nächsten Weihnachtsfest fröhlich vereint an einem Tisch sitzen. Verpasste Gelegenheiten können nicht eins zu eins nachgeholt werden. Viele religiöse Fragen lassen sich in der Analyse nicht klären.

Auch, wenn wir noch so positiv denken und an die Kraft des Wünschens und Hoffens glauben, kommen wir damit nicht immer weiter. Manche Menschen glauben, alles sei rein »psychisch bedingt«. Sie haben zum Beispiel die Vorstellung, dass sie Krebs bekommen, wenn sie nur lange genug Angst davor haben. Sie fürchten sich vor dem Effekt, den man »Selffulfilling Prophecy« (selbsterfüllende Prophezeiung) nennt, doch dieser Begriff wird oft überstrapaziert. Dahinter steckt die Vorstellung, dass die eigenen Gedanken in hohem Maße das Geschehen beeinflussen. Demzufolge fällt also jemand durch eine Prüfung, wenn er sich lange genug »eingeredet«

hat, dass er die Prüfung nicht schafft. Dass er vielleicht einfach nicht genug gelernt hat, ist dann zweitrangig. Jedenfalls steckt die Vorstellung dahinter, dass man sich selbst die Zukunft prophezeien könnte.

Doch die Realität sieht meist anders aus. Da fürchtet man sich vor der Schweinegrippe und bekommt überraschend die Masern. Man kann tief davon überzeugt sein, gesund zu sein, während im Verborgenen bereits ein Tumor wächst – oder umgekehrt: Manch ein Hypochonder ist überzeugt davon, schwer krank zu sein, während er sich 100 Jahre lang bester Gesundheit erfreut. Wer sich darauf einlässt, sein Leben unter psychologischen Aspekten zu betrachten, der sollte nicht ins Extrem verfallen und für alles die Verantwortung bei sich selbst suchen. Viele Krebskranke fragen sich, was sie falsch gemacht haben: ob sie nicht »genug gehofft« haben, ob sie zu pessimistisch waren, ob sie zu oft klein beigegeben haben und vieles mehr.

Die meisten Menschen machen sich in Krisenzeiten Gedanken über ihr Leben. Einige verändern es, andere führen es nach ihrer Überprüfung wie bisher fort. Doch bei aller kritischer Selbstreflexion sollte man nicht vergessen: Es gibt auch die Gene. Es gibt Viren, Bakterien, Umweltgifte, Schicksale, Fehler und Unfälle. Man kann sich in jeder Situation fragen: »Was steht in meiner Macht?« Aber es ist oftmals auch sehr erleichternd, wenn wir unsere Grenzen akzeptieren.

Nun will ich Ihnen aber zu guter Letzt nicht die Hoffnung auf eine wirkungsvolle Therapie nehmen. Eine Psychoanalyse kann mehr bewirken, als Sie sich zunächst vorstellen können. Sie werden wahrscheinlich feststellen, dass auch Ihnen in vieler Hinsicht geholfen werden kann, obwohl Sie sich vielleicht für einen hoffnungslosen Fall halten. Sie werden feststellen, wie viel Gespräche und Beziehung bewirken können. Die Schmerzen und Grenzen des Lebens bleiben – doch sie werden sehr oft durch eine Psychoanalyse lebbar.

ANHANG

Weiterführende Adressen

Bundesärztekammer (BAEK)
Arbeitsgemeinschaft der deutschen Ärztekammern
Herbert-Lewin-Platz 1
10623 Berlin
Tel.: (0 30) 40 04 56 – 0
www.baek.de

Bundespsychotherapeutenkammer (BPtK)
Klosterstraße 64
10179 Berlin
Tel.: (0 30) 27 87 85 – 0
www.bptk.de/patienten

Deutsche Gesellschaft für Psychoanalyse, Psychotherapie, Psychosomatik und Tiefenpsychologie e. V. (DGPT)
Johannisbollwerk 20
20459 Hamburg
Tel.: (0 40) 3 19 26 19
www.dgpt.de

Deutsche Psychoanalytische Gesellschaft (DPG)
DPG-Geschäftsstelle
Goerzallee 5

12207 Berlin
Tel.: (0 30) 84 31 61 52
www.dpg-psa.de

Deutsche Psychoanalytische Vereinigung (DPV)
Körnerstraße 11
10785 Berlin
Tel.: (0 30) 26 55 25 04
www.dpv-psa.de

Internationale psychoanalytische Vereinigung (IPV)
International Psychoanalytical Association (IPA)
Broomhills, Woodside Lane
London N12 8UD
United Kingdom
Tel.: (+44 20) 84 46 83 24
www.ipa.org.uk

Vereinigung Analytischer Kinder- und Jugendlichenpsychotherapeuten in Deutschland e.V. (VAKJP)
Kurfürstendamm 72
10709 Berlin
Tel.: (030) 32 79 62 60
www.vakjp.de

Studien zur Wirksamkeit psychodynamischer Therapien

Huber, Dorothea; Klug, Günther & Rad, Michael von (2001): Münchner Psychotherapiestudie – ein Vergleich zwischen Psychoanalysen und Psychodynamischen Psychotherapien. In: Stuhr, Ulrich; Leuzinger-Bohleber, Marianne & Beutel, Manfred: Langzeit-Psychotherapie – Perspektiven für Therapeuten und Wissenschaftler. Kiel (Kohlhammer), S. 260–270.

Kächele, Horst; Munz, Dietrich & Herzog, Wolfgang (1996): Stationäre analytische Behandlungsprogramme bei Essstörungen. In: Herzog, Wolfgang; Munz, Dietrich & Kächele, Horst (Hg.) (1996): Analytische Psychotherapie bei Essstörungen. Stuttgart (Schattauer), S. 1–4.

Leichsenring, Falk & Rabung, Sven (2008): Effecitveness of long-term psychodynamic psychotherapy: a meta-analysis. JAMA 300, 1551–1565.

Leichsenring, Falk; Rabung, Sven & Leibing, Eric (2004): The Efficacy of Short-term Psychodynamic Psychotherapy in Specific Psychiatric Disorders (Göttinger Studie). Arch Gen Psychiatry 61, 1208–1216.

Leuzinger-Bohleber, Marianne; Stuhr, Ulrich; Rüger, Bernhard & Beutel, Manfred E. (2001): Langzeitwirkungen von Psychoanalysen und Psychotherapien. Eine multiperspektivische, repräsentative Katamnesestudie. Psyche 3, 193–276.

Rudolf, Gerd; Grande, Tilman; Dilg, Reiner; Jakobsen, Thorsten; Keller, Wolfram; Oberbracht, Claudia; Pauli-Magnus, Claudia; Stehle, Sabine & Wilke, Stefanie (2001): Strukturelle Veränderungen in psychoanalytischen Behandlungen – Zur Praxisstudie analytische Langzeittherapien (PAL). In: Stuhr, Ulrich; Leuzinger-Bohleber, Marianne & Beutel, Manfred E.(Hg.): Langzeitpsychotherapie. Perspektive für Therapeuten und Wissenschaftler. Stuttgart (Kohlhammer), S. 238.

Sandell, Rolf; Blomberg, Johan; Lazar, Anna; Carlsson, Jan; Broberg, Jeanette

& Schubert, Johan (2001): Unterschiedliche Langzeitergebnisse von Psychoanalysen und Psychotherapien (Stockholmer Studie). Psyche 3, 277–310.

Shedler, Jonathan (2010): The efficacy of psychodynamic psychotherapy. American Psychologist 65(2), 98–109.

Literatur

Agarwalla, Puspa; Knauss, Christine; Hunziker, Heinz; Schneider, Ruth & Küchenhoff, Joachim (2007): Forschungsinitiative Psychoanalytische Psychotherapie: Welche PatientInnen nehmen psychoanalytische Psychotherapien in Anspruch? Schweizer Archiv für Neurologie und Psychiatrie 5, 206–216.

Bär, Teresa (2009): Die spontane Gesprächszeit von Patienten zu Beginn des Arztgesprächs in der hausärztlichen Praxis. Dissertation aus dem Institut für Allgemeinmedizin der Medizinischen Fakultät Charité, Berlin. URL: www.diss.fu-berlin.de/diss/receive/FUDISS_thesis_000000011060.

Bateman, Anthony W. & Fonagy, Peter (2008): Psychotherapie der Borderline-Persönlichkeitsstörung. Ein mentalisierungsgestütztes Behandlungskonzept. Gießen (Psychosozial-Verlag).

Bode, Sabine (2004): Die vergessene Generation. Die Kriegskinder brechen ihr Schweigen. Stuttgart (Klett-Cotta).

Bode, Sabine (2010): Kriegsenkel. Die Erben der vergessenen Generation. Stuttgart (Klett-Cotta).

Bräutigam, Walter; Christian, Paul & Rad, Michael von (1996): Psychosomatische Medizin: Ein kurzgefaßtes Lehrbuch. Stuttgart (Thiem).

Buchheim, Anna; Cierpka, Manfred; Kächele, Horst; Taubner, Svenja; Kessler, Henrik; Wiswede, Daniel; Münte, Thomas & Roth, Gerhard (2008): Psychoanalyse und Neurowissenschaften – Neurobiologische Veränderungsprozesse bei psychoanalytischen Behandlungen von depressiven Patienten. Nervenheilkunde 27(5), 441–445.

Bühring, Petra (2010): Internationale Psychoanalytische Universität: Freuds Erbe lebt weiter. Deutsches Ärzteblatt, PP 9(April), 159. URL: www.aerzteblatt.de/v4/archiv/artikel.asp?src=heft&id=74029.

Bürgin, Dieter; Resch, Franz & Schulte-Markwort, Michael (Hg. i.A. des

Arbeitskreises OPD) (2007): Operationalisierte Psychodynamische Diagnostik OPD-2. Das Manual für Diagnostik und Therapieplanung. Bern (Huber).

Dammasch, Frank (2007): Immer vorwärts und nie zurück. ADHS: Krankheit oder Beziehungsstörung? Zur subjektiven Bedeutung der Diagnose. URL: www.psychoanalyse-aktuell.de/kinder/adhs.html.

Doblhammer, Gabriele; Hoffmann, Rasmus; Muth, Elena; Westphal, Christina & Kruse, Anne (2009): A systematic literature review of studies analyzing the effect of sex, age, education, marital status, obesity, and smoking on health transitions. Demographic Research 20(5), 37–64. URL: www.demographic-research.org und www.tagesspiegel.de/weltspiegel/geschiedene-leben-deutlich-kuerzer/1369280.html.

Döpfner, Manfred (2007): Was bringt die medikamentöse Langzeittherapie wirklich? Neue Erkenntnisse aus der Multimodal Treatment Study (MTA). Übersicht und Bewertung. ADHS-Report 29(August). URL: www.zentrales-adhs-netz.de/pdfs/aktuelles1/Was_bringt_die_medikamentoese_Langzeittherapie_wirklich.pdf.

Elhardt, Siegfried (2001): Tiefenpsychologie. Stuttgart (Kohlhammer).

Fonagy, Peter; Gergely, György; Jurist, Elliot L. & Target, Mary (2004): Affektregulierung, Mentalisierung und die Entwicklung des Selbst. Stuttgart (Klett-Cotta).

Geerlings, Mirjam I.; den Heijer, Tom; Koudstaal, Peter J.; Hofman, Albert & Breteler, Monique M.B. (2008): History of depression, depressive symptoms, and medial temporal lobe atrophy and the risk of Alzheimer disease. Neurology 70(15), 1258–1264. URL: www.neurology.org/content/70/15/1258.abstract.

Gruen, Arno (1998): Der Wahnsinn der Normalität. München (dtv).

Holt-Lunstad, Julianne; Smith, Timothy B. & Layton, J. Bradley (2010): Social Relationships and Mortality Risk: A Meta-analytic Review. PLoS Med 7(7), e1000316. doi:10.1371/journal.pmed.1000316.

Leichsenring, Falk & Rabung, Sven (2008): Effecitveness of long-term psychodynamic psychotherapy: a meta-analysis. JAMA 300, 1551–1565.

Leuzinger-Bohleber, Marianne; Brandl, Yvonne & Hüther, Gerald (Hg.) (2006): ADHS – Frühprävention statt Medikalisierung. Theorie, Forschung, Kontroversen. Göttingen (Vandenhoeck & Ruprecht).

Mahler, Margaret; Pine, Fred & Bergman, Anni (2001): Die psychische Geburt des Menschen. Symbiose und Individuation. Frankfurt (Fischer).

Pohl, Helga (2010): Unerklärliche Beschwerden? München (Droemer Knaur).

Radebold, Hartmut (2003): Kriegsbeschädigte Kindheiten: die Geburtsjahrgänge 1930–32 bis 1945–48. Kenntnis- und Forschungsstand. psychosozial 92, 9–15.

Rost, Wolf-Detlef (2009): Psychoanalyse des Alkoholismus. Theorie, Diagnostik, Behandlung. Gießen (Psychosozial-Verlag).

Schmidbauer, Wolfgang (1988): Liebeserklärung an die Psychoanalyse. Reinbek (Rowohlt).

Schmideberg, Melitta (1947): The treatment of psychopaths and borderline patients. American Journal of Psychothearpy, 1, 45–70.

Smoller, Jordan W.; Pollack, Mark H.; Wassertheil-Smoller, Sylvia; Jackson, Rebecca D.; Oberman, Albert; Wong, Nathan D. & Sheps, David (2007): Panic Attacks and Risk of Incident Cardiovascular Events Among Postmenopausal Women. Archives of General Psychiatry 64(10), 1153–1160.

Solms, Mark & Kaplan-Solms, Karen (2003): Neuro-Psychoanalyse. Eine Einführung mit Fallstudien. Stuttgart (Klett-Cotta).

Walters, Kate; Rait, Greta; Petersen, Irene; Williams, Rachael & Nazareth, Irwin (2008): Panic disorder and risk of new onset coronary heart disease, acute myocardial infarction, and cardiac mortality: cohort study using the general practice research database. European Heart Journal October, 1–8. URL: eurheartj.oxfordjournals.org/content/early/2008/10/23/eurheartj.ehn477.full.

Bruno Preisendörfer

Die Schutzbefohlenen

Roman

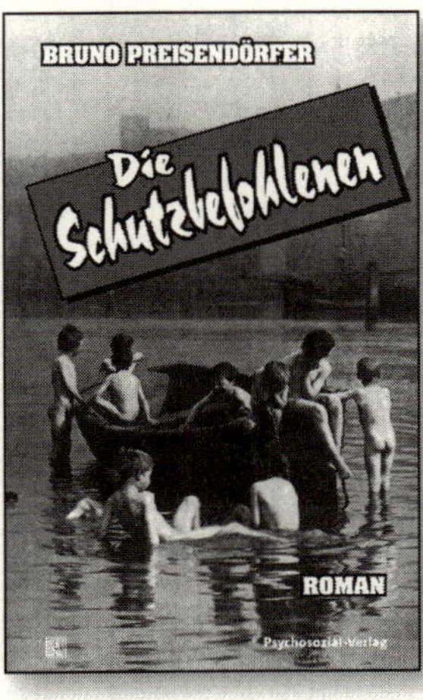

2013 · 193 Seiten · Gebunden
ISBN 978-3-8379-2251-6

Eine fesselnde Schilderung der emotionalen Welt und der gruppendynamischen Mechanismen in einem katholischen Internat Ende der 1960er Jahre.

Ein beeindruckender literarischer Beitrag zur aktuellen Missbrauchsdebatte, der zeigt: Jeder Mensch ist anderen ein Schutzbefohlener.

Ein Benediktiner-Internat Ende der 1960er Jahre: In der abgeschotteten Welt der Klostergemeinschaft sind Lehrer und Schüler in einem undurchschaubaren Beziehungsgeflecht miteinander verstrickt. Abhängigkeiten bestehen nicht nur zwischen Erziehern und Erzogenen, sondern auch innerhalb des Lehrkörpers und unter den Jungen. Seelische Demütigungen, sexuelle Übergriffe und rituelle Bestrafungen prägen den Alltag.

Als einer der Zöglinge bei einem Opferspiel zu Tode kommt, wird ein Landstreicher wegen Mordes verurteilt – die Klostergemeinschaft schweigt. Vierzig Jahre später kehrt Peter Zaun, einer der damaligen Schüler, an den Ort des Geschehens zurück.

Angelika Ebrecht-Laermann

Angst

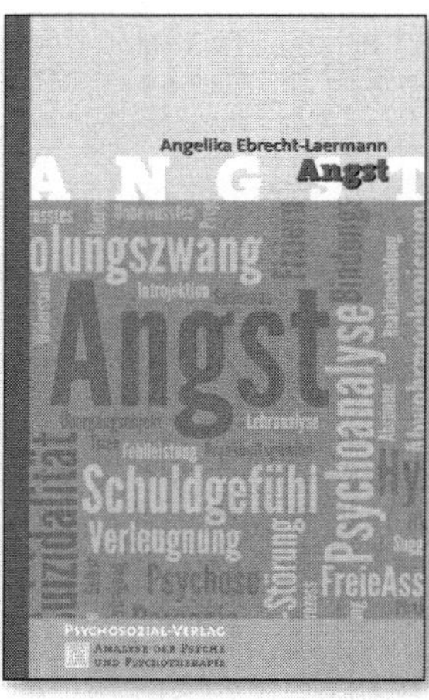

Februar 2014 · 138 Seiten · Broschur
ISBN 978-3-8379-2250-9

Angst hat viele Gesichter: die Angst vor dem Anfang und dem Ende, vor Gewalt und Zerstörung, vor Veränderung und Stillstand, vor Trennung und Verschmelzung …

Angst bildet den zentralen Affekt jeder therapeutischen Beziehung. Patient und Therapeut müssen sich mit ihr auseinandersetzen, wenn ihre Arbeit einen Sinn haben soll. Angst kann die therapeutische Beziehung destruktiv bedrohen, ihr aber auch konstruktiv Bedeutung verleihen.

Mittels einer Darstellung der Theorieentwicklung von Freud über die kleinianische Tradition hin zur Repräsentanzen- und Mentalisierungstheorie sowie zur Säuglings- und Bindungsforschung nähert sich die Autorin dem Phänomen der Angst. Anschließend ergänzt sie die Theorie mit Erfahrungen aus der therapeutischen Praxis, indem sie auf Psychopathologie und Typologie von Angsterkrankungen, auf die Funktion von Angst in Übertragung und Gegenübertragung sowie auf das Verhältnis von Angst und Mut eingeht. Eine symptomorientierte Typologie wird durch eine psychodynamische Sicht zentraler Angstsituationen im therapeutischen Prozess ersetzt. Überlegungen zum gesellschaftlichen Funktionswandel von Angst und zur haltgebenden Funktion von Gruppen schließen den Band ab.

Walltorstr. 10 · 35390 Gießen · Tel. 0641-969978-18 · Fax 0641-969978-19
bestellung@psychosozial-verlag.de · www.psychosozial-verlag.de